U0100760

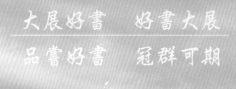

大展好書　好書大展
品嘗好書　冠群可期

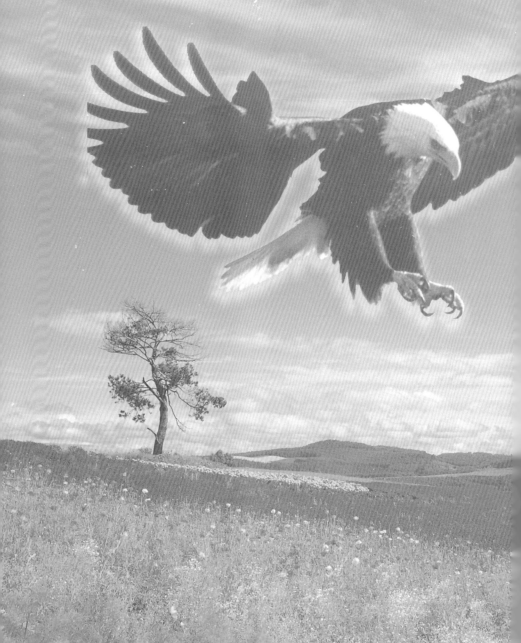

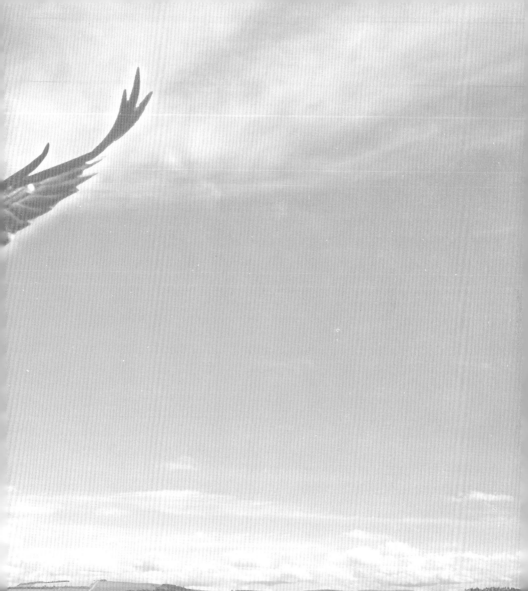

大展好書　好書大展

品嘗好書·　冠群可期

養生保健 42

精功易筋經

蕭　宏
高　翔　主編

大展出版社有限公司

主編：蕭　宏　　高　翔

編委：（排名不分先後）

　　　　劉　昆　　李　群　　高　飛

　　　　蔡　建　　謝靜超　　張永興

　　　　丁文力　　殷建偉　　余　鶴

　　　　徐　濤　　趙愛民

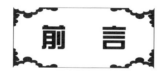

前 言

　　易筋經，中華武功之經典功夫，其具備強筋壯骨、益氣增力、袪病保健等顯著功效，被冠以「功夫之寶」「武林秘笈」等美譽，流傳很廣，影響很大。

　　為使易筋經這種名功再創輝煌，筆者早就有意選粹是功幾大法門，但考慮到品質與版權及費用等問題，又不願隨便摘抄或杜撰來搪塞讀者，所以筆者採先邀約研究然後編寫合成的方式輯成本書，因此費盡周折，經年方就。望學者多加珍重，方不頁筆者一番苦心。

　　本書選錄時偏武勁，重增力，求神勇，利技擊，特別適合體質較好的習武者操練，以期積健為雄。但專意養生者練習也無不可，唯要減緩力度或減少功時等。

　　練法學者自行選修，以適合自身者為佳，不要盲目比論優劣。雖然每功理念有別，練法各異，實則各有所長，其獨到之處不可替代。只要按法練習，不會出偏，銳志持恒，自會上功。練至功成，殊途同歸，自顯神勇，自有妙用。

　　本書全部由我執筆並攝影，由高翔先生負責選

題。筆者爲了本書更加美觀、明瞭、完備，對插圖和
文字做了整套統籌，並加了一些按語，特此說明。囿
於經驗，必有不當，望請方家指正爲盼。

　　來信請寄：sanwuzu@163.com。

鄭州大學體育學院民族傳統體育系

蕭　　宏

目　錄

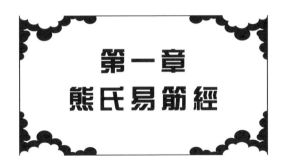

第一章
熊氏易筋經

　　編者按：熊氏易筋經，簡稱「大易筋」，乃熊長卿家傳絕學。因與少林淵源很深，李佩弦老先生當年在上海精武體育會傳授此功時，冠名為「少林眞傳熊氏大易筋經」。

　　李老曾是霍元甲精武會要員，功力深厚，新中國成立後任過廣東省武協副主席，名重一時，高徒眾多。此功能夠廣為流傳，李老功不可沒。

　　熊師曾自言易筋經學自其父，那麼再追淵源，已無從查考。另，因熊氏為嶺東梅縣姓氏，本功當屬客家武功一枝，所以又有人把它歸入南拳功夫系列進行研究。而下系支流，常見李老一脈。

　　編者1995年去廣東考察南拳時，發現有擅長此功的陳繼新先生，時任熊氏大易筋深圳培訓總部總教練、中國武漢精武會陳家拳會副會長、中國湖北少林派功力門總教練。據其介紹，學自熊長卿徒孫陳明惠，看其練法與李老所傳大同小異，認證一門，完全無誤。

　　編者大喜過望，熊氏眞傳後繼有人，大易筋經再創輝煌，武林幸事，故此特約，傳授絕學。本功共分三級十四式，各式久練皆有延年益壽，轉弱為強之特效。

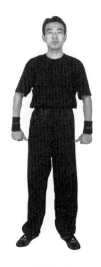

圖 1-1

第一式　四指握拳呼吸

雙腿立定，寬如肩闊；眼向前平視，牙關咬合，嘴唇閉住，舌舔上腭，兩手握拳，拳心向後（或可向下），大拇指尖貼住大腿。

每呼吸完畢，拳握一緊，不能放鬆。愈握愈緊，即每當呼氣，兩拳愈握愈緊，再吸氣時兩拳不要放鬆原來的緊度，再復呼氣時，盡可能加強兩拳的緊度。直至 36 次呼吸完畢，才可放鬆。（圖 1-1）

肩要沉，胸勿挺，引氣下沉丹田。行之數月，手力自然增加。

初練先做 6 次呼吸，兩手即放鬆，以後逐漸增加，總要自然，不得勉強。

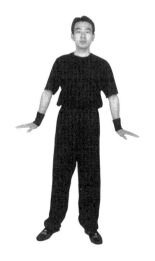

圖 1-2

編者注：李佩弦老先生所傳是呼吸時口可微開一線，以助呼吸自然，並可防止練功時的過分緊張，但絕不是教人以口腔呼吸；陳明慧先生所傳是口要閉住，認爲可以聚氣助力。各有妙用，學者自行體認。

第二式　雙掌下按呼吸

雙腿立定如前式；眼向前平視，牙關咬合，嘴唇閉住，舌舔上腭，兩手掌左右下按（按於身旁兩側，不可貼身，但也不要過遠），掌心向下，掌尖向外，左右手指翹起。

掌愈按愈下，即在每次呼氣時，兩手掌儘量緊張地按下，不能放鬆，至 36 次呼吸完畢，才可放鬆。（圖 1-2）

本式增長手力腕力。沉肩，含胸，氣沉丹田。掌下按時手指翹起。按下時切記要保持膝節不屈。

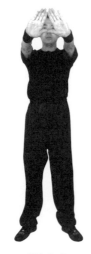 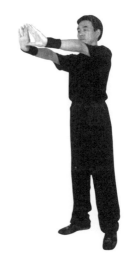

圖1-3　　　　　　　　　　圖1-3附圖

第三式　雙掌前推呼吸

雙腿立定如前式；眼向前平視，牙關咬合，嘴唇閉住，舌舔上腭，兩掌向前推出，掌心向前，腕節內挺，臂高同肩，大拇指與食指尖相對成三角形。

每一呼吸完畢，雙掌前推，手指同時拗入，愈推愈前，愈拗愈入（近身），直至36次呼吸完畢，才可放鬆。（圖1-3、圖1-3附圖）

本式增長手力與指力。初練次數、方式可仿前式。

手臂微屈，氣沉丹田，手指拗入。練此式前，最好先活動一下手指關節。

兩手掌推出前，不能大幅回收，要求原位暗勁推出。推出時軀體不可前俯後仰，務令在緊張的狀態下保持平正

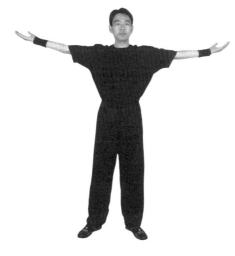

圖 1-4

與寧靜。

第四式　左右托掌呼吸

雙腿立定如前式；眼前平視，牙關咬合，嘴唇閉住，舌舐上腭，兩手掌左右平伸，掌心向上，掌尖向外，臂高同肩。用意想有重物置於兩掌之中，需要用意托起。

每一呼吸完畢，用意把掌上托，只用意念，兩掌均不動，愈托愈重地繼續下去，練至 36 次呼吸可止。（圖1-4）

本式增長臂力。沉肩，收胸，氣沉丹田，雙手伸平，不要下墜。

兩掌托起重物，只是寄意，誘導兩掌及前臂的肌肉漸漸地緊張起來，不要使兩掌的位置做任何移動。

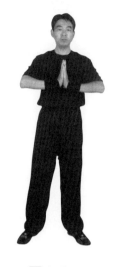 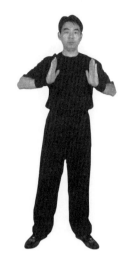

圖 1-5　　　　　　　　　　圖 1-6

第五式　雙掌開合呼吸

　　兩腿立定如前式；眼向前平視，牙關咬合，嘴唇閉住，舌舔上腭，兩手合十當胸，掌尖向上，掌心相合，腕節外挺、下沉，兩大拇指貼身。

　　吸氣時兩手漸漸分開（兩大拇指沿身移動），呼氣時兩手漸漸再合，練至 36 次呼吸可止。（圖 1-5、圖 1-6）

　　沉肩，含胸，氣沉丹田，兩手開合時手指拗出，大拇指輕輕貼身，不離肘，不提起。

　　本式合掌當胸，連續開合，因而使肺部一張一縮，無病者練之健肺強身，若有肺病還可有良好的調養效能。

　　專用本式可以治療一些慢性病，如肺結核、慢性胃腸炎等，效果已經驗證，但練習時定要注意呼吸的鬆靜、柔和、均勻，如若過猛，有病之身，必再受創。

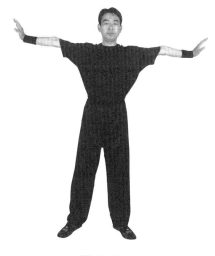

圖 1-7

第六式　左右撐掌呼吸

　　雙腿立定如前式；眼向前平視，牙關咬合，嘴唇閉住，舌舐上腭，兩掌左右撐開，掌心向外，手尖向上，臂高同肩，指尖拗向頭部。每一呼吸，雙掌漸漸撐緊，愈撐愈緊，如是連續 36 次呼吸，直至完畢，才可放鬆。（圖1-7）

　　本式增長臂力和腕力。沉肩，含胸，氣沉丹田，保持均勻的腹式呼吸。雙掌撐開時，身體要保持正直。

第七式　雙掌上撐呼吸

　　雙腿立定如前式；牙關咬合，嘴唇閉住，舌舐上腭，

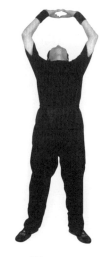

圖1-8

雙手反掌向上正撐，掌心朝上，大拇指與食指頭相對成三角形，面門向上。手向上撐高，愈撐愈上，直至36次呼吸完畢為止。（圖1-8）

氣沉丹田，頭上仰，眼看手背，胸腹不可凸出，手指拗落。

本式增長臂力和腕力，強健頸項，並可動胃調腸，幫助消化，驅除胸中濁氣。

第八式　雙手下垂呼吸

雙腿立定如前式；牙關咬合，嘴唇閉住，舌舐上腭，兩掌自然置於身側兩旁。（圖1-9）

上身徐緩前俯，兩手輕鬆下垂（掌心向後為宜），兩肩微微鬆沉，不用拙力。（圖1-10）

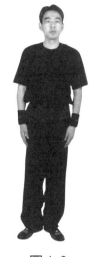
圖 1-9

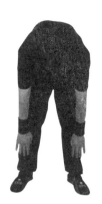
圖 1-10

　　身體前俯時呼氣（兩手與上身一同下垂），起立時吸氣（還原站式）。兩手愈垂愈下，如不覺疲勞，可連續 36 次呼吸乃止。

　　沉肩，收胸，氣沉丹田。呼吸如過於急速，起立時立定可再行一呼一吸，後再下垂。動作不能過猛，宜悠宜勻。

　　本式增長腰力和腹力，並對腹部脂肪過剩有特效，能減腹脂，收細腰圍。如腹部脂肪過剩，每日習之，一月後可收大效。

　　注：以上八式爲熊氏易筋經第一級練法，第五和第八兩式，略有動作，餘式無動作。

　　第一級練習時，不可無力，無力則練而無功；不可過猛，過猛則多耗傷力，且易丟功。務要純任自然，久習則氣力不期而自至。

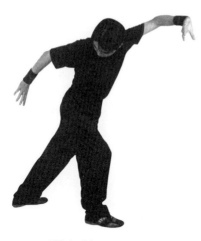 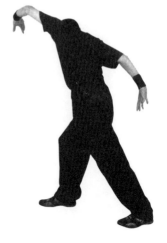

圖 1–11　　　　　　　　圖 1–11 附圖

第九式　弓步拗身呼吸

本式有左右兩式，以右式為例說明。

右腳向右踏開一步，成右弓步式，身體向右拗後，右掌置背後，左掌置頭前，兩掌心皆向外，兩腕節皆外拗，眼看左腳跟，腳跟不要離地。此式站成，意在腰腹，牙關咬合，嘴唇閉住，舌舔上腭，練習 36 次呼吸。（圖 1–11、圖 1–11 附圖）

因為身體扭轉，腰部肌筋必然緊張，就此鍛鍊，多習此式，腰力雄健異常，並對腰痛病症有良好轉變作用。

功夫加深後，可以漸漸增加腰節扭轉度。或直接增加，即在一開始就達到一定扭度，這樣呼吸時全身均不再動。或者在每一呼氣時漸增扭度，但不可過猛。雙掌伸開

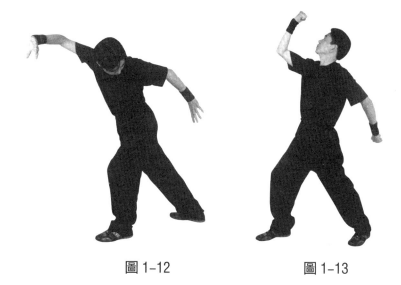

圖 1-12　　　　　　　　圖 1-13

幅度可大些、可小些。

本式弓步拗身疊骨，若童年練習，更顯奇功。

左式與右式只是左右拗身不同，其他類同。（圖 1-12）

第十式　握拳上仰呼吸

本式有左右兩式，以右式為例說明。

雙腿如前，成右弓步，身軀挺直；右手握拳提高，屈肘置頭上，拳心向下，頭上仰，眼看右拳心；左手握拳垂下，與地面成 45°角，並向左脇後側方拉下，拳心向後；牙關咬合，嘴唇閉住，舌舐上腭，連續呼吸 36 次，才可放鬆。（圖 1-13）

本式呼吸時，全身不動，右手腕微屈收緊，頭上仰，

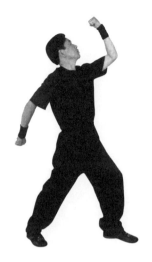

圖 1-14

頸部緊張。注意肩膊不要聳起，拳要握緊。

本式練頸部粗壯，使頸項有力。

左式與右式只左右方向不同，其他類同。（圖 1-14）

第十一式　上撐下垂呼吸

本式有左右兩式，以右式為例說明。

雙腿如前，成右弓步，身體挺直；右掌向上撐，掌心朝上，指節向頭拗下；左掌下垂，指尖向下，掌心朝向大腿；眼前平視，牙關咬合，嘴唇閉住，舌舔上腭，行 36 次呼吸，才可放鬆。（圖 1-15）

本式呼吸時，全身不可隨便動作，每一呼吸完畢（即每當呼氣時），須右手上撐，左手下垂，有緊緊地將兩手拉長之意。

本式與第九式弓步拗身呼吸相互有聯繫作用，多練還有調理脾胃等作用。

左式與右式只左右方向不同，其他類同。（圖 1-16）

第十二式　下蹲起伏呼吸

雙腿適距分開（不必過拘尺寸，適宜下蹲為度），腳尖外分，兩手叉腰。（圖 1-17）

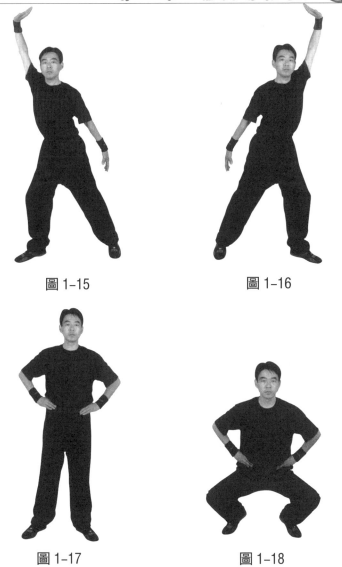

圖 1-15　　　　　　　圖 1-16

圖 1-17　　　　　　　圖 1-18

　　身體徐徐下蹲，當下蹲時，腳跟離地，只用兩腳尖維持平衡。下蹲標準至大腿水平為度（此時雙腿負重程度最大，練功收效也大）。（圖 1-18）

起立時用腳尖，站起時腳跟落地，下蹲時腳跟再離地。起立時動作要與地面垂直，全身直立，下蹲時切莫前俯後仰。

眼前平視，牙關咬合，舌舔上腭，以鼻呼吸。下蹲時呼氣，起立時吸氣。

一起一伏至 36 次呼吸為止。本式久練，步穩腎固，腿力雄健，到老可保腿腳靈利而少有衰頹之態。

注：以上四式為熊氏易筋經第二級練法，除其第四式（即十二式）外，餘三式均無動作。

第二級乃疊骨秘法，功成骨疊身合，力增數倍。熊師曾演習此式，全身縮短 5 寸，令人驚奇。

以下兩式為熊氏易筋經第三級練法，第一式沒有動作，保健作用大；第二式練法多樣，功在指力、臂力、腰力，技擊目的強。

第十三式　站樁吞陰呼吸

雙腳貼地，約距離尺餘（較肩稍寬），兩手置背後，右手握拳，左手握右腕，身微蹲下，兩膝稍屈，眼前平視，牙關咬合，舌舔上腭，連續 36 次呼吸乃止。（圖1-19、圖 1-19 附圖）

吸氣時，氣沉丹田，下腹舒起；呼氣時，小腹壓縮，同時穀道提起，腎囊收縮。

穀道也叫穀道，即肛部，腎囊即陰囊，都是中醫叫法。收提肛陰，利於聚氣，但要自然為之，不能過於猛烈。

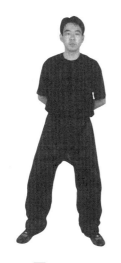

圖 1-19

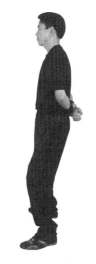

圖 1-19 附圖

　　體力優等者可以增大膝關節下彎程度，因此增加練功強度，有益長力，但要適度為之，不可過於勉強。

　　本式定勢靜練，以站樁步引氣下沉至丹田，強化呼吸，增強內氣，常練身強體壯，體力巨增。

　　本式對腎部發展特強，習之數月有不可思議之效果。「腎為先天之本」，吞陰修本，本固枝榮，數年純功，因此並療一切痼疾。

第十四式　俯臥支撐呼吸

　　全身前趴，腳趾與手指貼地，一俯一撐，連續行 36 次呼吸。眼向下視，牙關咬合，舌舐上腭，鼻呼鼻吸，悠勻適力。

　　本式俯撐方法分三種，一種正俯撐，一種前俯撐，一

種後俯撐。正俯撐正上正下用力，容易掌握，宜於常用；而
前後俯撐皆成拱橋形，運之若圓，較為費力，有些難度。

　　正俯撐向正下俯（吸氣），向正上撐（呼氣）。（圖
1-20—圖 1-22）

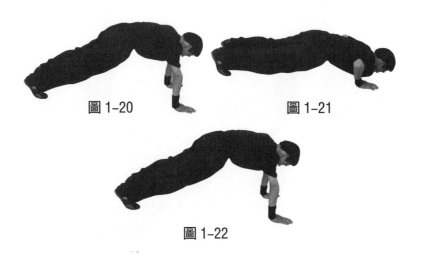

圖 1-20　　　　　　　　　圖 1-21

圖 1-22

　　前俯撐向前下俯（吸氣），向後上撐（呼氣）。（圖
1-23—圖 1-25）

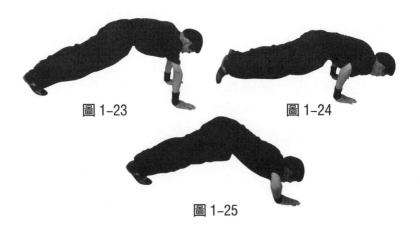

圖 1-23　　　　　　　　　圖 1-24

圖 1-25

後俯撐向後下俯（吸氣），向前上撐（呼氣）。（圖
1-26—圖 1-28）

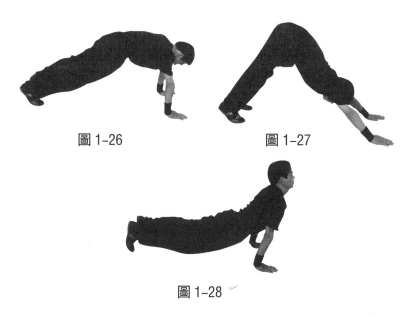

圖 1-26　　　　　　　　　　圖 1-27

圖 1-28

本式手型運用可分三級三型，隨著功力進度靈活運用。

一級一型，先用全掌貼地練習。（本式上幾圖即以掌
型為例）

二級二型，由掌變拳，拳眼向前為宜。

三級三型，再由拳變指。指常用平指，即用指肚貼
地。用指先以五指，逐漸減少至一指，為達到最高目標。

本式用指最難，若循序漸進，由少增多，日久功深，
則不覺其難。切不可過於勉強，急則易傷。動作和呼吸都
要緩慢、均勻、連貫、協調。

本式最適合青壯年鍛鍊，行之數月，臂力、指力、腰
力不期而自至，行之年餘，則指力能折銅錢，見者賓服。

要 點 解 析

1. 每式從 6 個呼吸練起，至 36 個呼吸止。呼吸宜慢、宜悠、宜勻、宜順！忌急、忌浮、忌粗、忌猛、忌亂（忽快忽慢）。初學由 6 個呼吸起，練至純熟，毫無勉強，再加 6 個呼吸，循序漸進，切勿硬撐。過息過力，傷氣傷身，反為所害，不可不慎。

2. 各式呼吸皆用較為柔和的腹式呼吸法，吸時須注意氣由鼻腔入，下沉丹田。丹田俗稱小腹，吸氣下沉，漸漸可形成腹式呼吸，因此加長加深呼吸度，可以增強肺活量，增加吸氧量，健肺補元，強壯體質。初學功夫不到，不必刻意硬沉，總以順遂為要，隨著功夫進展，自然息深氣沉。

3. 呼吸須咬牙，舌舔上腭，嘴唇閉住。咬牙可以提勁增力，並能堅牙固齒，雖年老而牙不脫落，但也不是狠勁硬咬，要自然咬合，適力適勢。嘴唇閉住能使氣息集中，息謹力聚。舌舔上腭能增津液，咽津有益健康。

4. 練時需精神專一，如不專心，氣亂力散，功效必打折扣。肩要下沉，胸不可挺，否則易犯氣機上逆之弊。

5. 每一式練習完畢，略事休息，方可繼續練別式。因為練深呼吸絕對不可牽強。如覺疲倦須加調息，增強底氣，即適度調節呼吸，使心意平定，呼吸順遂，以充氣補氧，感覺氣足不虛後再繼續練習。

6. 初學應由第一級第一式，從 6 個呼吸增至 36 個呼吸，自覺無勉強，方可學第二式。唯初學往往因習一式覺

枯燥無味,則又可習一至八式,行6個呼吸,逐漸增加,每式36個呼吸,但要逐漸增加,切忌急速。

7. 學習本功,重在積累,持恒自益。宜早、午、晚行之。每式完畢,須緩行數步略事休息。實在沒時間,可選一兩式進行練習。工作過勞不宜練習,因為無甚益處,但也無損。總要自然,不要勉強。

8. 練習時,凡握拳、按掌、上托、前推、左右撐掌等式,每一呼吸必加一緊。例如,第一式四指握拳呼吸的愈握愈緊,即每當呼氣時,兩拳愈握愈緊,再吸氣時兩拳不要放鬆原來的緊度,再復呼氣時,盡可能加強兩拳的緊度。

9. 本功中所有掌型中的掌指使法都要隨其自然,掌指或開或併,或微開或微併,或開併兼有,學者要在練習中多加揣摩,活學活用,不得死板不化,總以適宜使力為要。

舊 文 摘 編

(一)

余家世代弓刀,以武職居官時,有將門之譽,或言祖屋使然。

余十七歲春光,先伯任粵督標後營守備,請新年酒,當筵對眾賓客言,人云將門無弱子,今觀兒輩誠風水尾矣。余在座聞之,敢怒不敢言。先父時已棄武就文,在閩為候補道,不樂居官,歸作田舍人矣,見余怒狀,曰:「你向驕,不然,習大易筋正合時矣。」

余遂矢志向先父學易筋五周年，至二十二時，能報考試武科三百斤石加三張刀共六百斤，在三丈徑之場內，行二十周，以此知腰力有如此矣。又以三指捻香港仙士能折，以此知指力又如此矣。

編者注：香港仙士是當時香港使用的一種銅幣，相當堅硬。

然雖知力之暴長如此，究未明其所以然。於是先父將所然之法說明。然後知練力先要練氣，力從氣中生。

余今年七十有五，皮肉幼滑不露筋骨，人或不信余之真實年歲，故略述原起如此。有人見余老且健，也問余養生術，余有《浪淘沙》一闋附錄於下：

「行橐懶攫錢，倦即高眠。冬吟白雪夏吟蟬。渡海登山無定著，隨意車船。舊歲古梅邊，重結鄉緣。田家小飲輒頹然。四百五十回輪甲子，莫問何年。」（嶺東梅縣熊長卿）

（二）

余十四歲開始學拳，凡武藝書籍莫不留心，初見《易筋經》，於其命名不無疑焉。以常識未充，未敢妄事論定，私心自忖，筋亦能易乎？

閱古本《易筋經》，其意「易」字是改變之意，「筋」是肌肉，「經」是方法。總言之，是改變肌肉之方法。醫家生理，謂人身細胞，七年一易，是否如此，尚待證實。易筋經之練習，實為坐馬用氣運血，以「易筋經」三字統其名，未嘗不可。

余於一九二〇年到廣州，協助地方人士成立精武體育

會，由陳鐵笙之介識熊長卿先生，與談武術數日不倦，其家人子女無不精修武術，曾為余言，彼練「易筋經」，能疊骨，余甚奇之，以匆匆旅人，未求進修。長卿以善武功，年八十始卒，足證武術之於壽命有莫大關係焉。

一九五七年，余修武術發展史，遇精武老同志李佩弦君，相談往事甚歡。彼出示《易筋經》，是為熊長卿先生家傳秘本。因復憶三十七年往事，並知易筋經對於健康之妙用，尤其熊氏家傳疊骨本，今佩弦能得其真傳，一幸事也。

李君服務精武數十年，足跡遍海內外，年五十餘仍致力武化不懈，廣傳秘要，使壽人壽世學術遍及於眾，李君誠一新時代之武術專家也。（精武體育會陳公哲）

（三）

少林易筋經，練法殊多，嘗見學者得斯法之一鱗半爪，亦獲奇效。是功乃熊家嫡傳，與世間常見者迥異，蓋秘門也。

鄙人丙子初春赴滬，舟次遇熊君長卿，暢談武術，忽憶友人從遊熊君，習易筋經，舉而相訊。

編者注：從此可見熊氏易筋經另有傳人，但姓名不詳，特加提醒，以備研究熊氏易筋經源流者參考。

熊君告余曰：余年逾古稀，而精神矍鑠迥異常人，其致強之道，實賴易筋經之功。當承示各法，數分鐘內，果有特徵。據謂久習此法力氣不期而自增至。彼曾以臂力、指力示人，力大超常，見者賓服。

斯法之動作簡單易學，第一級不費力，老弱咸宜。第

二級宜於初發育之少年。第三級之練力法，數年純功可臻力士地位。

余以經驗所得，常以斯法授同寅，其有患痼疾者練習數月，必收大獲。故欲轉弱為強延年益壽者，幸勿忽諸。（上海精武體育會李佩弦）

（四）

吐納術乃中國獨有之技，是功亦吐納法門之一種，故練氣者占多，練體者較少。查各種氣功本源多從佛家傳出，佛家之氣功則以印度康藏為著，大密宗氣功有九接風、寶瓶氣、拙火定等。惟習此法要有師承及長依師，萬勿以一知半解妄自練習也。

至易筋練氣係屬粗淺功夫而矣。然數載純功，內臟必強，氣力必增，則又令一般學者發生無限興奮。

余主持廣州精武體育會時，曾有幾位長者研究，其中有虛不受補者，有常見頭冷者，有消化不良者，有胃病、肺病者，只習第一級至四式，兩月內竟次第收穫良好轉變。

後來，人各一方，數載分散，忽有相值，但均覺精神飽滿。詢以經過，皆云藉練易筋法不斷，故戰勝一切病魔，易筋功效有如是之大。誠人類健康之保障，抑亦弱者之救星也。僅述一二，俾資印證。（上海精武體育會李佩弦）

第二章
伍氏易筋經

編者按：本易筋經因不知是誰所創，但由伍魁首傳，世常稱之為「伍氏易筋經」。

伍魁為化名，真名不知，原籍河北張家口。因其參加義和團事敗，為躲避清政府緝究，漫遊南方，開設武館，後與眾徒分別赴川，從此音訊杳然，不知所終。

伍師傅傳授這套功法時只用易筋經名稱，其徒弟再傳時為紀念他，並為方便教學，姑且稱做伍氏易筋經，從此流傳開來。

此功屬易筋經祕宗之一，精簡易學，效果不錯，為此特薦。

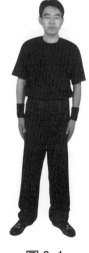

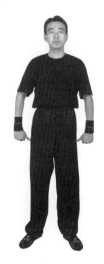

圖 2-1　　　　　　　　　　圖 2-2

第一式　預備式

兩腳開立，寬與肩齊；兩手自然下垂，掌心緊靠大腿褲縫；軀幹、頭頸挺直；舌舔上腭，嘴唇微閉；垂目凝神，摒除雜念，意守丹田。（圖 2-1）

第二式　翹拇式

站勢如前，兩眼平視；拇指朝大腿褲縫方向用力向上翹起，其餘四指同時向掌心緊屈，默念 49 次。（圖 2-2）

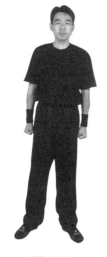

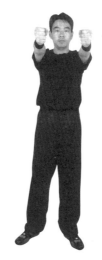

圖2-3   圖2-4

第三式　垂握式

站勢如前，兩眼平視；兩手握拳下垂，虎口向前，拳心朝大腿褲縫，用力緊握，一握一鬆，默念 49 次。（圖2-3）

第四式　前握式

站勢如前，兩眼平視；兩手握拳前伸，高與肩平，拳心相對，用力緊握，一握一鬆，默念 49 次。（圖2-4）

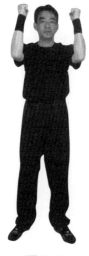
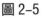
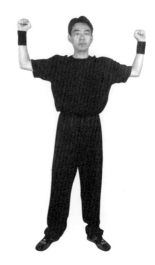

圖 2-5   圖 2-6

第五式　屈握式

站勢如前，兩眼平視；兩手握拳上提，前臂向上屈肘成 90°角，拳心相對，用力緊握，一握一鬆，默念 49 次。（圖 2-5）

第六式　對握式

站勢如前，兩眼平視；前臂屈起，兩手向左右伸展，虎口相向，拳心向前，腕節內翹，上臂高與肩平，與前臂成 90°角，兩拳相對，用力緊握，一握一鬆，默念 49 次。（圖 2-6）

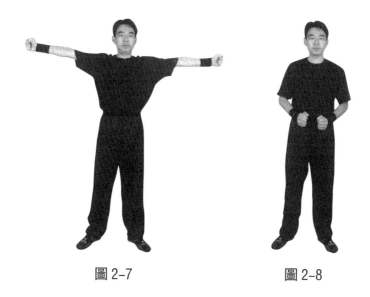

圖 2-7　　　　　　　　　　　　圖 2-8

第七式　橫握式

站勢如前，兩眼平視；兩手握拳，向左右伸展，高與肩平，虎口向上，拳心向前，用力緊握，一握一鬆，默念49次。（圖 2-7）

第八式　腹握式

站勢如前，兩眼平視；兩手握拳，拳心向裏，虎口向上，提至丹田兩邊（相距約 15 公分），緊貼側腹腰間，用力緊握，一握一鬆，默念 49 次。（圖 2-8）

第九式　收功式

散步 10 分鐘。本功收功。

要 點 提 示

1. 本功簡單易學，運動量不大，練功一趟，即便是老弱婦孺，也不覺疲累。

2. 本功只動上肢，練功時從肩節到上臂，從肘節到前臂，從腕節到指節，兩手筋絡由張弛伸縮，都得到鍛鍊。若能堅持不懈，天天鍛鍊，上肢氣力增長很快。如能在熟練的基礎上，再結合「氣發丹田，以氣催力」「握時吸氣，鬆時呼氣」的練氣要訣，收效更快。

3. 經過練功之後，上肢增力，不增肌肉。其藏力在於筋骨而不在於肌肉，外表枯瘦，內實充盈。據說伍師傅力氣很大，能把一頭牛推倒在地，但他卻仙風道骨，瘦骨嶙峋，令人驚奇。

4. 一握一鬆，握時吸氣，鬆時呼氣，呼吸與拳動協調，混元一體。

5. 本易筋經練習應根據自己的時間而定，沒時間時，可選一兩式進行練習，沒必要把一套練完，因人而定。

6. 練功時最好在室外空氣新鮮的地方，冬天寒冷在室內練功也可以，應適當打開部分門窗。如果空氣污濁，則不可練。

7. 已婚者練功前後應禁忌房事，患病時應暫停練功。

8. 飯後一小時後，方可練習，否則易影響腸胃功能。

9. 大霧天氣，不可練習，否則易影響心肺功能。

10. 一般下雨時是可以練習的，但雷電天氣不宜練習，防止受驚。

11. 練功後，不可急於用冷水洗澡，因為練功時毛孔是張開的，用冷水一激很容易落下毛病，半小時後才可進行，但最好不要用冷水，溫水為宜。

12. 伍師傅說練功最佳時間在黎明前，面向東方，能收奇效。男青年如患夢遺症者，則提前在凌晨 3～4 時之間起床演練，天天如此，可以不服藥而宿疾自癒。此乃傳統練功定時定向之規，其實不可死板，其他時間練習依然有效。另外，堅持鍛鍊本功，還能治療上肢的風濕性痹痛。

13. 凡堅持每天凌晨 3～4 時起床練功者，日久如覺有虛火，則應服下列方劑：沙參 20 克，玉竹 20 克，麥門冬 25 克，生地黃 25 克，白芍 15 克。

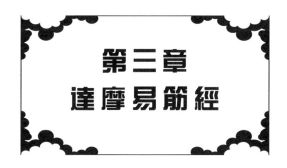

第三章
達摩易筋經

　　編者按：目前武林中貫名「達摩」的易筋經功法最多，一般都是十二式，其指導歌訣也基本相同，但練法各異，五花八門。

　　追溯源流，大都認為是達摩祖師所傳，乃少林派真功，但是否符實，無從查考。

　　本功參照清代王祖源《內功圖說》刻本中的十二式易筋經畫像和歌訣，重新製作，供有興趣者練習和探討。

　　篇中帶引號者選自古本，其中多為故人俗語，晦澀難懂，學者多悟。

　　練習達摩易筋經一要精神貫注，二要呼吸自然，三要鬆緊適宜，四要快慢適度。

　　「余生而幼弱，藥不去口，先父常患之。道光甲午，年十三，隨侍在山西督糧道任，其時有衛守備萊陽周嘉福者，善拳勇，習易筋經。先父使教余，未幾一年，頗健飯力，能舉十鈞物。咸豐甲寅，從先兄滯跡關中，認識漁人

周斌。周乃關中力士，最有名，余習與之遊。又偕往河南，詣嵩山少林寺，往三越月，盡得其內功圖及槍棒譜以歸嗣服官。」

（我從小就體弱多病，簡直是藥不離口，父親常常為我擔憂。道光甲午年，我十三歲，父親在山西督糧道任職，我就追隨左右。當時任衛守備一職的是萊陽人周嘉福，他勇武有力，擅長拳腳，還修習易筋經。我父親就讓他教我易筋經。我學習了不到一年，就飯量大增，還能舉起三百斤的東西了。

咸豐甲寅年，我和哥哥一起逗留在陝西渭河流域一帶，認識了臨漁人周斌。周斌是關中一帶的大力士，聞名遐邇，我就跟他一起四處遊歷。後來又一起到河南，拜訪了嵩山少林寺。我們在少林寺住了三個多月，在那段時間裏，看完了少林寺中的內功和槍棒的圖譜，然後我就回鄉服務官府了。）

「總考其法，圖成十二；誰實貽諸，五代之季；達摩西來，傳少林寺；有宋岳侯，更為鑒識；祛病延年，功無與類。」

（我仔細研究了易筋經整套功法，把它總結為十二式，並把每式都作了圖解。易筋經整個功法究竟從哪裡來的？在五代的時候，達摩把易筋經傳到了嵩山少林寺。後來，南宋武穆岳飛對易筋經青睞有加，特別賞識，因此使易筋經名聲大振。這個功法用以強身健體，驅除疾病，功效實在是無與倫比。）

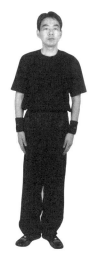

圖 3–1

第一式　韋陀一獻杵

「立身期正直，環拱手當胸，氣定神皆斂，心誠貌亦恭。」

先做好開始式：身體站直，兩腳腳尖自然外分，成八字形，兩足之間相距與肩同寬；兩臂自然下垂於身體兩側，掌心向裏，五指適當分開；二目平視，定心凝神，排除雜念，閉口合唇，舌舔上腭，鼻施呼吸，氣沉丹田。（圖 3–1）

注：本功所有行功呼吸皆用鼻子，口要閉，牙要合，舌要舔住上腭，吸氣時蓄力，呼氣時用力（用力時牙關與口嘴肌筋必然更加緊張），學者不可疏忽。下面提及呼吸都要做到這些要求，不再一一細述，自請參照。

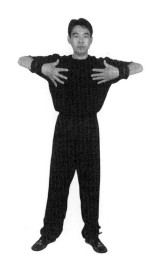

圖 3-2

練習開始式一會兒，感覺心意靜定，精神提起，周身來勁，即可練習動作。

兩腿開步不變，然後雙臂緩緩向前、向裏上抬，肘節適屈，肘頭向上翹起、向外頂開，上臂橫平，與肩同高；雙掌置於胸前，腕節內勾，掌心朝裏對乳，手指相對，稍有下沉，五指必須用力撐開；拔背挺胸，領首收頜，貫注勁力，同時吸氣。（圖 3-2）

要想易筋，須使筋動，有所刺激，方能上功。此為真傳，不可做錯！

練習時把這兩個連式往返練習，調配呼吸，堅持下去，次數自定。以下皆同，自請參照。

注：本功各式可以按順序一式緊接一式練習，也可直接選擇一式練習，直接練習的預備勢或銜接動作，不必過拘，但定勢一定要掌握準確，否則影響功效。

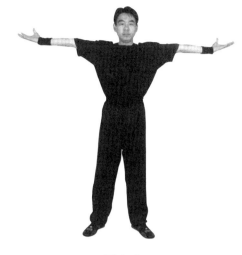

圖 3-3

第二式　韋陀二獻杵

「足趾掛地，兩手開平，心平氣靜，目瞪口呆。」

　　承接上式。兩掌由胸前向下翻轉，使掌心向上，撐形不變，緩緩向左右兩側平展伸開，雙掌與肩部成一直線時停止，雙臂與掌指必須極度伸開；兩腿開步不變，同時兩腳腳趾隨著掌伸極度裏勾，如耙掛地之狀，助勁增力；閉口合齒，鼻中呼氣，氣靜心平；兩目瞪起，全神貫注。（圖 3-3）

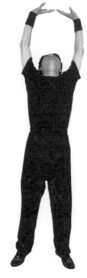

圖 3-4

第三式　韋陀三獻杵

「掌托天門目上觀，足尖著地立身端，力周胸脅渾如植，咬緊牙關不放寬，舌可生津將腭抵，鼻能調息將心安。」

承接上式。兩掌緩緩向上托起，肘節不得彎曲，掌指緩緩向後、向裏纏轉，漸漸使兩掌指向裏相對，掌心朝上不變，至頭部正上時停止，虎口在前，腕節下拗，呈盡力極度上托之狀；頭節也緩緩抬起，目光上視；同時鼻中吸氣，咬牙，舌抵上腭；兩腿開步不變，兩腳腳跟隨著掌托極度提起，腳趾支地。要保持穩定，不得前俯後仰。（圖3-4）

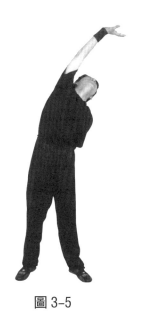
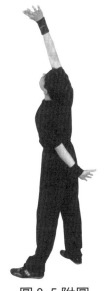

圖 3-5　　　　　　　　　　圖 3-5 附圖

第四式　摘星換斗

「隻手擎天掌覆頭，更從掌內注雙眸。鼻端呼吸頻調息，用力收回左右侔。」

承接上式。兩腿開步不變，腳跟下落；同時左掌由上向下緩緩落於背後右側，肘節不得彎曲，掌心朝外，手背向內，不要貼身，腕節仍然拗起；身體向左轉，腰向左撐，頭向左扭，右掌掌形不變，緩緩向左上平移，掌指向左，虎口向前；目視右掌；鼻中呼氣。（圖 3-5、圖 3-5 附圖）

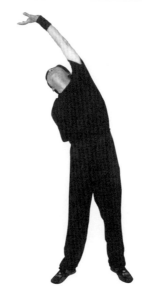

圖 3-6

此為右式，左式相反。連接或多練時加以調息，定勢時呼氣不變。（圖 3-6）

第五式　倒拽九牛尾

「兩腿後伸前屈，小腹運氣空鬆。用力在於兩膀，觀拳須注雙瞳。」

右腳跨步，右腿弓，左腿蹬，成右弓步；雙拳緩緩向身體正前方直臂極度伸出，拳位對肩，拳心皆向下，拳面皆向前；鼻中吸氣，氣沉丹田；眼看雙拳。（圖 3-7）

然後雙拳用力緩緩向身後擺動，肘節不得彎曲，兩膀貫力，擺至腰後時停止，此時拳心向上，拳面向後，鼻中呼氣配合，丹田合勁，目光炯起，咬牙緊口。（圖 3-8）

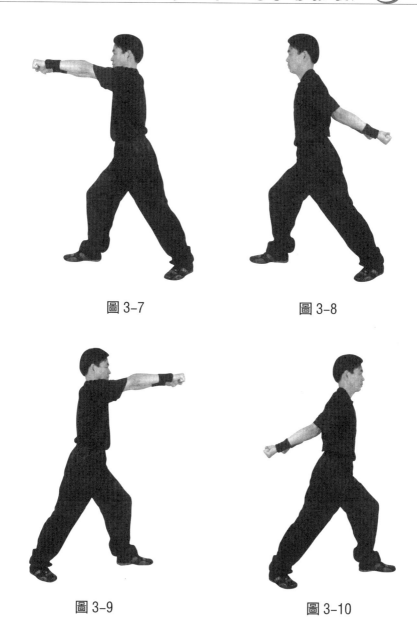

圖 3-7

圖 3-8

圖 3-9

圖 3-10

此為右式，左式相反。（圖 3-9、圖 3-10）

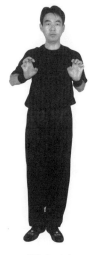

圖 3-11

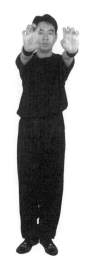

圖 3-12

第六式　出爪亮翅

「挺身兼怒目，推手向當前。用力收回處，功須七次全。」

　　兩腿成併步，腳跟併起，腳尖外分，膝節伸直，挺身沉肩；雙手成爪，五指鉤屈，指節適分，收於左右胸側，腕節皆立起，爪心皆向前，虎口皆向裏；鼻中吸氣；眼看前方。（圖 3-11）

　　然後雙爪一齊向正前緩緩推出，爪心向前不變，虎口向裏不變，力貫爪指，爪根寬高對肩，肘節伸直；圓睜雙目，同時呼氣。（圖 3-12）

　　推出後再緩緩收回胸際兩側，收時爪力可以適度減弱，但不宜全部放鬆。動作不能貪快、浮漂。

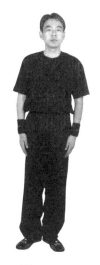

圖 3-13

如此反覆練習，不少於七次。

第七式　九鬼拔馬刀

「側首彎肱，抱頂及頸，自頭收回，弗嫌力猛，左右相輪，身直氣靜。」

兩腳開步，距約肩寬（不宜窄於肩），膝節伸開；雙手自然下垂（不必過拘，其他位置也可，學者自悟）。（圖 3-13）

每當呼氣後，即可右掌緩緩向上，從頭後經頭左環抱下頷（手臂如藤自然纏頭），掌心觸頷，五指自然貼俯，頭向左轉，眼看左側前方即可，擰腰轉髖；左臂向後背折屈，左手沿脊柱向正上用力扭提，掌心向後，掌指向上，五指自然，前臂貼附背部，與右爪成合力對勢；鼻中吸

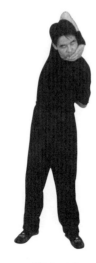

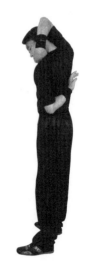

圖 3-14   圖 3-14 附圖

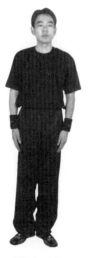

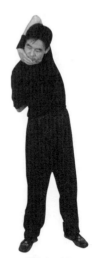

圖 3-15   圖 3-16

氣。（圖 3-14、圖 3-14 附圖）

　此為右式，左式相反。（圖 3-15、圖 3-16）

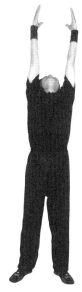

圖 3-17

第八式　三盤落地

「上腭堅撐舌，張眸意注手。足開蹲似踞，手按猛如拿。兩掌翻齊起，千斤重有加。瞪眼兼閉口，起立足無斜。」

兩腳開步，距約肩寬，膝節伸直；雙掌向正上極度伸舉，兩掌心向裏正對，掌尖向上；眼向上看，鼻中吸氣，閉嘴、合牙、舌舔腭。（圖 3-17）

然後雙掌緩緩向外下按落（兩臂動作如大弧形，兩掌中間稍有翻轉），肘節不屈，按至掌心朝裏、虎口向前、掌尖觸地為止（不必過拘，若腿不全屈則不必觸地）；同時雙腿向下蹲屈，不要搖晃，膝節蹲屈度自定，初練時不

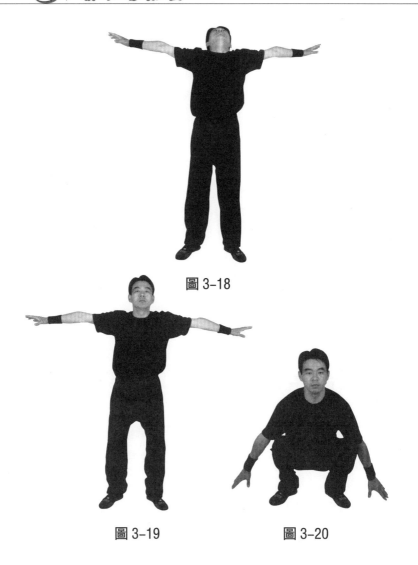

圖 3-18

圖 3-19　　　　　圖 3-20

必過低；鼻中呼氣，瞪睛（眼向前看），緊口，咬齒，貫
勁。（圖 3-18—圖 3-20）

　　若膝節全屈，也可以順勢提起腳後跟，這樣可以避免
大幅下蹲導致樁勢不穩或勁勢拘滯，練者自行體會。

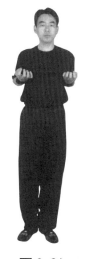
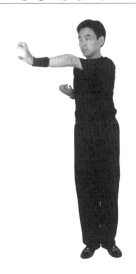

圖 3-21　　　　　　　　　　圖 3-22

　　再挺膝起立，回前始式，反覆練習。如此一舉伸一按落，一吸氣一呼氣，堅持為功。

第九式　青龍探爪

　　「青龍探爪，左從右出。修士效之，掌平氣實。力周肩背，圍收過膝，兩目注平，息調必謐。」

　　兩腳腳跟併起，腳尖適分，膝節伸直，挺身沉肩；雙手成爪，五指鉤屈，指節適分，收於左右胸側，腕節皆平直，爪心皆向上，虎口皆向外；鼻中吸氣；眼看前方。（圖 3-21）

　　然後左爪向右肩前、外緩緩用力探伸而出，爪心向外，腕節立起，虎口向後：轉身，收膝，擰腰，擺頭，右爪不動；眼看左爪，鼻中呼氣。（圖 3-22）

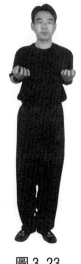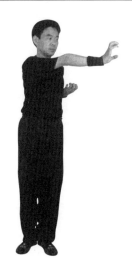

圖 3-23　　　　　　圖 3-24

　　左右互換，緩緩收左爪，回前始式，再探右爪。（圖
3-23、圖 3-24）

　　反覆練習。不可過快過猛，防止傷筋。

第十式　臥虎撲食

　　「兩足分蹲身似傾，屈伸左右腿相更。昂頭胸做探前
勢，偃背腰還似砥平。鼻息調元勻出入，指尖著地賴支
撐，降龍伏虎神仙事，學得真形也衛生。」

　　兩目下視，兩爪按地，爪心向下，虎口向裏；右腿在
前，全腳掌著地；左腿在後，抬起腳跟，膝節適屈；鼻中
吸氣。（圖 3-25）

　　然後緩緩昂頭、挺頸、拔脊、俯身、塌腰，兩爪用力
撐地，後腳用力蹬地（直膝大幅伸開，或膝節落地跪撐用

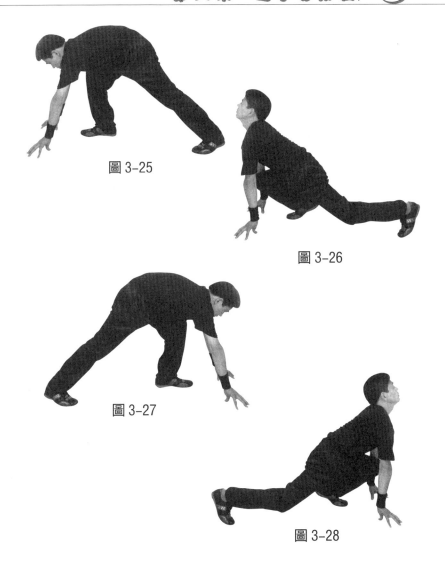

圖 3-25

圖 3-26

圖 3-27

圖 3-28

力皆可）；鼻中呼氣，眼看前方。（圖 3-26）

　　此為右式，左式相反。（圖 3-27、圖 3-28）

　　本式如臥虎撲食之狀，故名。堅持練習，伸筋拔骨，貫勁增力，自有奇效。

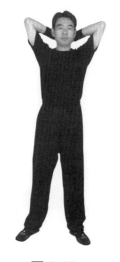
圖 3-29

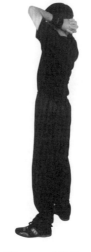
圖 3-29 附圖

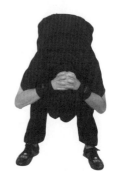
圖 3-30

第十一式　打　躬

「兩手齊持腦，垂腰至膝間。頭惟探胯下，口更嚙牙
關。掩耳聰敎塞，調元氣自閑。舌尖還抵腭，力在肘雙
彎。」

兩腳開步，足距與肩同寬，膝節伸直；兩掌五指交
叉，同時夾抱後腦；鼻中吸氣，眼看前方。（圖 3-29、圖
3-29 附圖）

然後向前俯身躬腰，頭頸漸漸向襠部下方探伸，伸時
呼氣，眼看襠後；掌要抱緊，臂肘夾緊，用力壓拉下墜，
配合屈頸、躬身、彎腰。（圖 3-30）

感覺差不多時，即可回式上提挺起，不必折屈過極。提
起幅度可以靈活一點，不必再回到開始時，自行控制掌握。

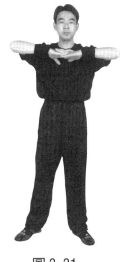
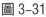

圖 3-31

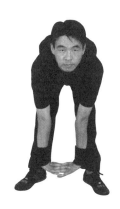

圖 3-32

一伸一提，如禮節之打躬，反覆練習，能夠提高腰節靈活度及增強頸項力量。但不可過快過猛，要緩緩加幅加力。

第十二式　掉　尾

「膝直膀伸，推手至地。瞪目昂頭，凝神一志。」

兩腳開步，足距與肩同寬，膝節伸直；兩掌五指交叉（不交叉也可，掌指相對，自然掌形），掌心向下，置於胸前，肘節適屈；鼻中吸氣，眼看前方。（圖 3-31）

兩掌緩緩向身前地下按去，肘節伸開；同時仰頭、挺頸，腰節下塌，肩背上頂，膝節不得彎曲；兩目前瞪。（圖 3-32）

初習時雙掌難以觸地，久練即可，所以不要過急，其實觸地並不是衡量功夫深淺的絕對標準，關鍵是由掉尾式

練習，達到易筋洗髓、強身增勁的效果。

本式練後，本功結束。但不宜驟停，可以甩甩手、踢踢腳、散散步，舒筋活血，祛除勞累，恢復常態，方為功全。

長期堅持，積健為雄，功到自然成。

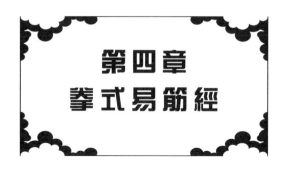

第四章
拳式易筋經

編者按：拳式易筋經，乃南少林派易筋經秘功之一，因其練式手法多用拳型，故名。

本功南派宗風，操拳操樁，易筋易骨，練氣練力，習練時配合呼吸，運用內功秘訣，靜中寓動，其效如神。

年老、體弱或病者，練之筋壯力強，自然體魄康健，袪病延年；而青壯年練習，百日即能大增身勁，令人驚奇，尤其拳力最為顯效，握拳如鑄，若加操硬功，鐵拳功不日可就，斷石開磚，出手驚人。

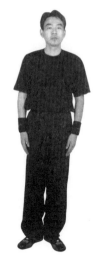

圖 4-1

第一式　開功式

自然站立，兩腿分開，與肩同寬，兩腳尖自然外分，
呈八字形；雙掌自然垂放於體側，掌心向內，虎口向前，
全身自然放鬆，通體不用拙力。

採用腹式呼吸法，調整呼吸，排除一切雜念，使心意
集中到丹田，如此靜氣寧神，大腦漸漸進入安定狀態。
（圖 4-1）

待入定約半刻鐘後，即可逐式開始練功。一式純熟
後，方可接練下式。不可急於求成，定要循序漸進。

注：學者功夫加深後，本功所有樁式都要變爲騎馬
樁，增益下盤。而初習不宜過急，高樁即可。

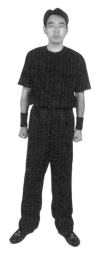

圖 4-2

第二式　垂拳式

由開功式始，雙手五指緩緩於身體兩側捲曲成拳，拳心向裏，拳眼向前。（圖 4-2）

以此姿勢用暗勁將拳一緊，全身隨之也緊，同時吸氣。緊後即一鬆，同時呼氣。次數自定。

一握緊一舒鬆、一呼氣一吸氣是為一次，練習次數，學者自定。

鬆緊動形不易過大，如若過開，只練外形，不易內壯。

注：武術慣使拳法，本功拳型爲常用式，這樣既練功強身，又利實戰，一舉兩得。

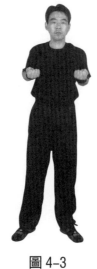
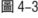

圖4-3

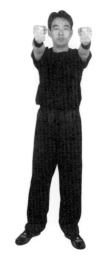

圖4-4

第三式　端拳式

　　承接上式，下肢姿勢不變；雙拳緩緩上提，提至胸部兩側時即可停止，肘節彎曲，拳心向上，拳眼向外。（圖4-3）

　　以此姿勢用暗勁將拳一緊，全身隨之也緊，同時吸氣。緊後即一鬆，同時呼氣。次數自定。

第四式　沖拳式

　　承接上式，下肢姿勢不變；雙拳握法不變，然後兩臂緩緩向胸前平伸，高與肩平，兩臂平行，肘節可微屈（便於使用手勁），拳眼朝上，拳心朝裏。（圖4-4）

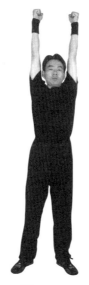

圖 4-5

　　以此姿勢用暗勁將拳一緊，全身隨之也緊，同時吸氣；緊後即一鬆，同時呼氣。次數自定。

第五式　舉拳式

　　承接上式，下肢姿勢不變；雙拳握法不變，然後兩臂緩緩向正上直起伸舉，兩臂仍平行，肘節可微屈，手臂間距仍同肩寬，但不接觸頭部，拳眼朝後，拳心朝裏，拳背朝外。（圖 4-5）

　　以此姿勢用暗勁將拳一緊，全身隨之也緊，同時吸氣。緊後即一鬆，同時呼氣。次數自定。

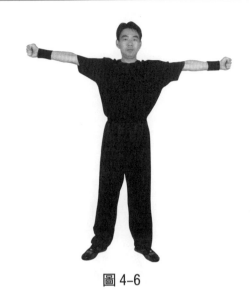

圖4-6

第六式　擔拳式

承接上式，下肢姿勢不變；雙拳握法不變，然後兩臂緩緩向身體兩側下落，落至與肩平即止，兩臂左右一線，肘節仍可微屈，拳眼朝上，拳心朝前，拳背朝後。（圖4-6）

以此姿勢用暗勁將拳一緊，全身隨之也緊，同時吸氣。緊後即一鬆，同時呼氣。次數自定。

第七式　肩拳式

承接上式，下肢姿勢不變；雙拳握法不變，然後兩臂緩緩向裏屈肘，兩拳收撤至對肩即止，但不宜貼身；屈肘

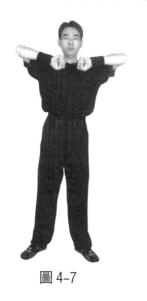
圖 4-7

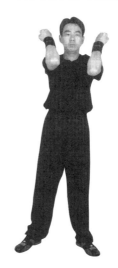
圖 4-8

之時兩拳隨之向裏翻轉，使拳眼朝下，拳心朝前，拳背朝後。（圖 4-7）

以此姿勢用暗勁將拳一緊，全身隨之也緊，同時吸氣。緊後即一鬆，同時呼氣。次數自定。

此式初習不易掌握，練習起來也相當費力，指節與腕部肌筋有扯拽力感，但對於增強手指勁力、功力相當有效，望苦練之。

第八式　耳拳式

承接上式，下肢姿勢不變；雙拳握法不變，然後兩臂緩緩向兩耳部位上提，約拳對耳位即止，但不能緊貼，應保持適宜距離；提臂之時兩拳隨之向外翻轉，使拳眼朝前，拳心朝外，拳背朝裏。（圖 4-8）

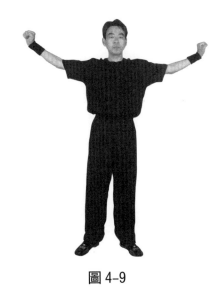

圖 4-9

以此姿勢用暗勁將拳一緊，全身隨之也緊，同時吸氣。緊後即一鬆，同時呼氣。次數自定。

第九式　山字式

承接上式，下肢姿勢保持不變；雙拳握法不變，然後兩拳緩緩離開耳部，向身體兩側分開，兩拳之位一直保持在耳部高度；上臂保持與肩同高，肘節緩緩伸開，感覺肌筋有相當拉扯感即可停止；開臂之前兩拳隨之向外翻轉，使拳拳心朝前，拳眼朝裏，拳背朝後。尤其要注意的是腕節一定要向後拗挺，才能達到最佳練習效果。（圖 4-9）

此勢中上臂與肩同高，兩前臂上起與頭部之形很像「山」字，故名。以此姿勢用暗勁將拳一緊，全身隨之也緊，同時吸氣。緊後即一鬆，同時呼氣。次數自定。

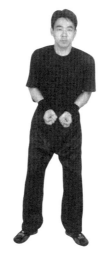

圖 4-10

第十式　丹田式

　　承接上式，下肢姿勢有所變化，即可以適度彎曲兩膝；雙拳握法不變，然後兩拳緩緩向丹田位置收落，約拳對下腹即止，手部緊貼身體；落臂之時兩拳隨之向裏翻轉，使拳眼朝外，拳心朝前，拳背朝內（貼身）。（圖4-10）

　　以此姿勢用暗勁將拳一緊，丹田隨之也一緊，同時吸氣，使氣直沉丹田。緊後即一鬆，同時呼氣，出氣時丹田外舒。次數自定。

　　久練本式，樁步有力，丹田充實，體能倍增，手勁驚人。

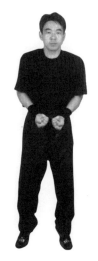

圖 4-11

第十一式　踞腳式

此式是上式的進式，其餘皆同，唯緊拳吸氣時，還要抬起腳跟，然後呼氣舒鬆，放下腳跟。次數自定。（圖4-11）

第十二式　收功式

不想練了，即變成開功式，靜立片刻，鬆鬆全身，調調呼吸，然後緩緩散步，收功罷式。

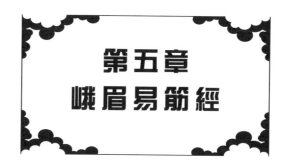

第五章
峨眉易筋經

編者按：易筋經多宗少林，而本功源自峨眉秘派，內家理念，內壯為根，外壯為用，內外相易，筋經兼修，效果超常，非同一般，極其難得。

本功來自劉昆大師，劉師傅乃山西忻縣人，師承四川成都易筋經高手鄭紅，專工「峨眉鄭式筋經內易功」，號「筋經子」，很少外露，也未收徒，修練自怡，超然物外。編者幸由燕青拳大師梁世男極力保薦，得窺秘笈。

每練本功，兩肋皆有清涼之感，身心非常愉快，不易疲乏。每遇困勞，一練本功，頓覺疲勞頓消，精力充沛。久練本功，內勁足，筋骨強，力氣大，耐重擊，斷磚石，神勇無比。

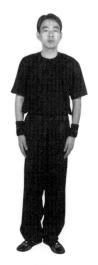

圖 5-1

第一式　　數息入定

　　兩腿自然併攏，全身自然放鬆，頭領意抖；雙目前視，閉唇合齒，舌尖輕舔上腭；雙掌輕輕垂放於大腿外側，為自然掌型；用鼻自然呼吸，意存丹田，默數 36 來回息次可停。（圖 5-1）

　　初練氣息次數，不宜一下過多，要漸漸增加，可先以 12 息，再 24 息，最後 36 息或更多。次數最好自定，不宜過拘。以下類同。

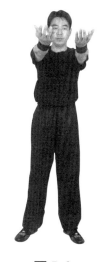

圖 5-2

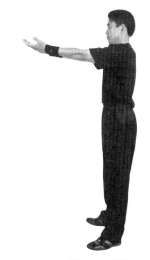

圖 5-2 附圖

第二式　韋陀獻杵

　　兩腿自然分開，膝節不屈，即開步樁；兩掌緩緩向正前提起，掌心皆向上，掌尖皆向前，五指自然分開，臂同肩高，兩臂平行，肘節微屈（不宜全伸，全伸勢散，則不易蓄勁練力而易筋經）。（圖 5-2、圖 5-2 附圖）

　　保持本式，意在雙掌（如托鐵杵），鼻吸鼻呼，要求勻、深、細、長，默數 36 息次可停。

　　初練時必感手累臂酸，可以適當減少息次數，功深後自然適應。

　　編者注：本易筋經的「經」必須解釋爲「經氣」等意，泛指經脈、內氣等內在功勁修練範疇，不能解釋爲「方法」或「經典」等，否則「內外相易，筋經兼修」無法講通，學者要注意。

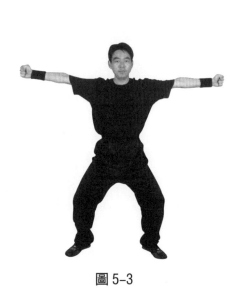
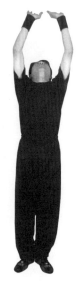

圖 5-3 　　　　　　　　　　　圖 5-4

第三式　　二郎擔山

　　兩腿成騎馬樁；雙掌變拳，緩緩向身體左右兩側平直伸開，拳心皆向前，拳眼皆向上，臂高皆同肩。（圖5-3）

　　保持本式，意在雙臂（猶如擔山之重），鼻吸鼻呼，要求勻、深、細、長，默數 36 息次可停。

第四式　雙手托閘

　　兩腿自然併攏；兩掌緩緩向正上托起，掌心皆向上，掌指皆向後，五指自然分開，臂同肩寬，兩臂平行，肘節

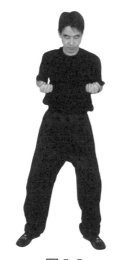
圖 5-5

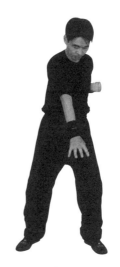
圖 5-6

微屈（不能直挺）；頭也上挺，眼也上望。（圖 5-4）

　　保持本式，意在雙掌（可意想雙手托起千斤閘），鼻吸鼻呼，要求勻、深、細、長，默數 36 息次可停。

　　注：以上皆爲靜功，下爲動式。

第五式　　青龍探爪

　　兩腿成騎馬樁；雙手握拳，置於腰際，拳心皆向上，拳眼皆向外；鼻中吸氣，眼看前下。（圖 5-5）

　　然後右拳變爪，緩緩伸向前下方，爪心向下，虎口向裏；同時鼻中呼氣。（圖 5-6）

　　當爪抓開肘後，右爪再用力緩緩抓回（如提重物，爪上貫勁），抓回時吸氣配合，抓後成拳，收回前位，仍握

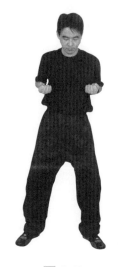

圖 5-7

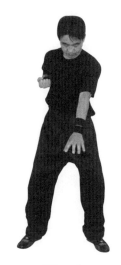

圖 5-8

腰際。（圖 5-7）

　　然後再練左手，與右手動作、呼吸類同，自請參照。
（圖 5-8）

　　左右相互輪流進行，各 18 次，共 36 次可停。

第六式　穿雲破空

　　兩腿併攏；雙掌垂放於大腿外側，為自然掌型；用鼻
吸氣。（圖 5-9）

　　當氣吸好後，右掌（掌心向左，掌尖向上，五指併
緊）緩緩向正上方直直伸起，意念手臂如槍，力穿雲空，
同時鼻中呼氣，眼觀右手；身稍左側，頭略左彎，左掌隨
之自然下沉，合勢助力。此為右式。（圖 5-10）

　　收落右掌，回歸本前始式。（圖 5-11）

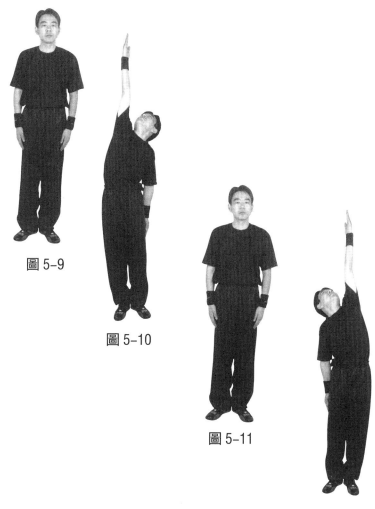

圖 5-9

圖 5-10

圖 5-11

圖 5-12

　　然後練習左掌。左式與右式動作相同，左右相反，練如上法。（圖 5-12）

　　左右輪流練習，各 18 次可停。本式可以伸筋拔骨，活節通經。

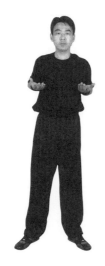

圖 5-13

第七式　力士推碑

　　兩腳開立，約同肩寬，膝節不
屈；兩掌置於兩胸之側，掌心向
上，掌尖向前，虎口向外，五指適
開，腕節平直；眼看前面，同時吸
氣。（圖 5-13）

　　吸好後，即接著緩緩用力推出
雙掌，手臂內轉，腕節挺起，變為
掌尖向上，掌心向前；同時鼻中呼
氣，意想推碑一般，雙掌動則石碑
移，力大無窮，直到兩臂平行、掌與肩高、力滿肘開時即
停（此時氣也呼好）。（圖 5-14、圖 5-15）

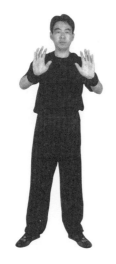

圖 5-14

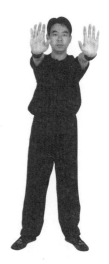

圖 5-15

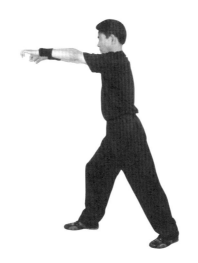

圖 5-16

　　再緩緩將雙掌收回胸側，如本式前始，收掌時配合吸氣。

　　如此來回進行 36 次可停，久練本式，勁貫雙掌，內勁劇增。

第八式　　倒拽走牛

　　右腳跨步，右腿弓，左腿蹬，成右弓步；雙爪緩緩向身正前方伸出，爪位對肩，爪心皆向下，虎口皆向裏；鼻中吸氣；眼看前方。（圖 5-16）

　　然後雙爪用力緩緩向身後擺動，手如抓拽走牛之狀（意念要簡單真切，走牛即正在前行之牛），肘節不得彎曲，兩爪貫勁，抓至腰後時停止，此時爪心向上，虎口向裏，鼻中呼氣配合，丹田合勁，目光炯起，咬牙緊口。此

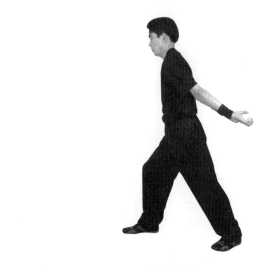

圖 5-17

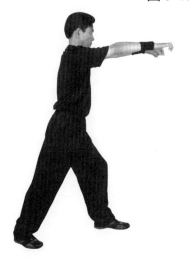

圖 5-18

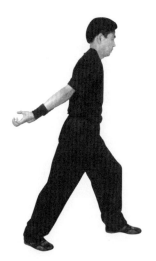

圖 5-19

為右式。（圖 5-17）

　　左式與右式動作相同，左右相反。（圖 5-18、圖 5-19）

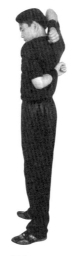

圖 5-20

左右輪流練習，各 18 次可停。

編者注：本式又名「倒拽走牛尾」。常見的練式都叫「倒拽九牛尾」，本式卻叫「倒拽走牛尾」與眾不同，學者注意，乃獨門秘傳。

練習時意想後拽走牛，手上必然意感強烈，增力更快，讀者可以試試，絕不一般。

第九式　背後拔刀

兩腿直立，開與肩寬；雙拳半握，肘節適屈，右上左下（也可左上右下開始），上拳拳心向裏，拳眼向下，下拳拳心向外，拳眼向上，緩緩收至身後；頭向左扭，鼻中吸氣。（圖 5-20）

然後，雙拳緩緩用力提落轉勢，即不要忙著換勢，而

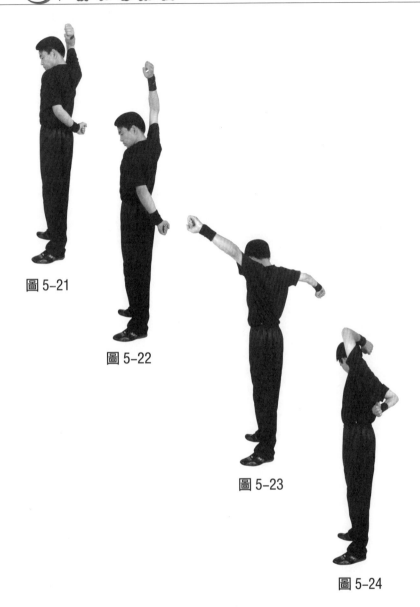

圖 5-21

圖 5-22

圖 5-23

圖 5-24

是先要上下展開雙拳（如手拔刀用力），再變為左上右下
（頭緩右扭）；鼻中呼氣。（圖 5-21—圖 5-24）

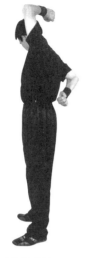

圖 5–25

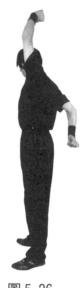

圖 5–26

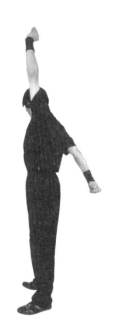

圖 5–27

　　左右輪流練習，共 36 次可停。（圖 5–25—圖 5–27）

　　本式象形背後拔刀之式，一手握鞘，一手握柄。如此
練法，可以拔筋扯筋，增易筋力，看似單調，暗藏妙用，
親臨其境，自得三昧。

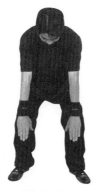

圖 5-28

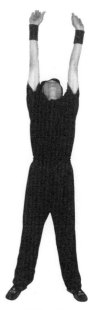

圖 5-29

第十式　虎坐鶴形

　　兩腿開步，距約肩寬（不宜窄肩），屈膝下蹲成騎馬樁；雙掌向身前正下伸出，掌心向下，掌成八字（虎口撐開，拇指和四指分開如八字之形，四指併住），肘節微微有屈；眼向下看，鼻中吸氣。（圖 5-28）

　　氣吸好後，然後雙掌緩緩用力向上舉起（意念上感覺如舉重物，如槓鈴等），肘節不屈，至掌到頭正上為止，此時掌心朝上，虎口向裏，兩臂對肩；同時雙腿也緩緩直膝，鼻中呼氣，眼隨手動，變為向上（頭部仰起）。（圖 5-29）

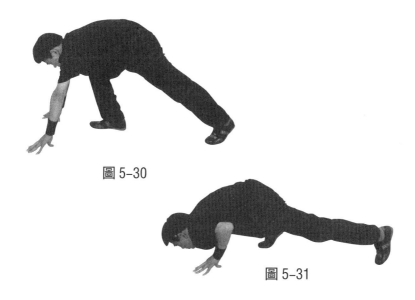

圖 5-30

圖 5-31

再屈膝落掌，回前始式。反覆練習，來回進行 36 次可停，堅持為功。

編者注：本式好似槓鈴抓舉的起落動作，編者特意提醒一下，便於學者掌握要領。

第十一式　餓虎吞食

身體向右，兩腿前後分開，右腿屈，左腿蹬；雙手成爪型，指尖觸地，掌心向下，虎口向裏，肘節不屈，雙臂平行；眼向下看。（圖 5-30）

然後頭部緩緩向前下落，如虎吞食獵物之狀，肘節也隨之緩緩彎曲；同時鼻中吸氣。（圖 5-31）

嘴部近將貼地時，再度緩緩撐起雙臂；同時鼻中呼氣。此為右式。

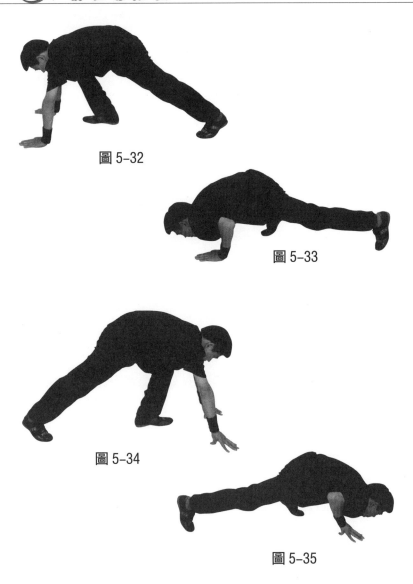

圖 5-32

圖 5-33

圖 5-34

圖 5-35

初學者爪力和臂力不足，可以全掌著地。（圖 5-32、圖 5-33）

左式與右式方向相反。（圖 5-34、圖 5-35）

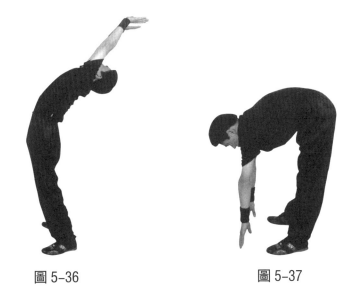

圖 5-36   圖 5-37

腰部與腿腳配合用力。初練時下沉幅度可小些。不能過快，不能過猛，防止傷指。左右輪流練習，各 18 次可停。

第十二式　前後折腰

兩腿直立，開與肩寬；雙掌舉起，掌心向前，掌指向上，同時腰節向後緩緩折屈（折屈度自定，不可一下過大或過猛，防止受傷），頭節上仰配合；鼻中吸氣。（圖 5-36）

然後再向前緩緩折屈腰節，頭節下垂，雙膝不彎；雙掌下落，掌心向裏，掌尖向下（或可觸地）；鼻中呼氣。（圖 5-37）

如此反覆練習，來回進行 36 次可停，堅持為功。

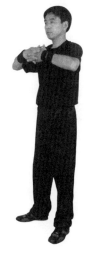

圖 5-38

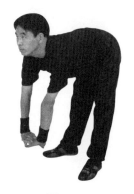

圖 5-39

第十三式　挺頭翹尾

本式俗名「兩頭翹」。

兩腿直立，開與肩寬；雙掌交叉，五指環繞，掌心向裏，肘節彎曲，置於胸前，不能貼身；眼看前方，鼻中吸氣。（5-38）

然後上體前傾，身體向前緩緩彎曲，膝節不屈，頸節挺起；雙掌交叉下按；眼仍前看，鼻中呼氣。（圖 5-39）

如此反覆練習，來回進行 36 次可停，下按幅度要漸增，堅持為功。

第十四式　輕鬆散步

緩緩散步，感覺心意漸定、氣息漸穩、身體漸復了，即本功收勢。

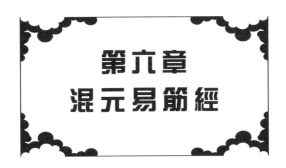

第六章
混元易筋經

編者按：本功既練拳掌，又練腿腳；既練外息，又練內氣；既練勁力，又練排打，「混元兼修，筋經合易」，故名「混元易筋經」。

本功又名「李氏秘易筋經」，乃三武組李群獨門絕學。李群先生秉承家傳，功力深厚。故此特約，披露秘傳。

第一式　站椿練氣式

站椿練氣之法，可以除滯氣，祛病氣，補元氣，定功氣，壯力氣。

雙腿開立，成騎馬椿式。功夫加深，則膝彎曲度加大，但以練至大腿橫平為極致，非專業者不必過屈。體弱者，也可不屈膝節，站直練習，體力改善後，再行彎膝加力不遲。

目視前方；雙手合掌，立在胸前，腕節裏靠，適度下

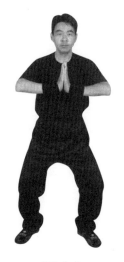

圖 6-1

墜；沉肘落肩，涵胸收頜，閉唇合齒，舌舔上腭，以鼻呼吸。

用鼻吸氣，意感直達丹田，心覺天地精華隨之收聚，壯我體質，使我神勇，同時小腹自然舒起。吸好後，即可由鼻呼出，覺體內濁氣，悉數排放而出，小腹自然收攏。（圖6-1）

本式是武家成就筋骨之力、袪除舊力的必練大易之功，任何練功者均不得忽視。勤練站樁，周身筋骨自然精壯成長，武術勁力自然萌生增強，功效驚人。功譜上強調「百功亂練，不如一樁多站」即此要義。

另，若身體病弱者，例如內氣不足，心虛氣短，頭昏眼花，或腎元不足，腰酸腿痛，四肢無力等等諸徵，可在幾天的練習中得到全面改善，直至恢復。但要循序漸進，如若操之過急，不但增強不了體質，反易雪上加霜，加重病情。

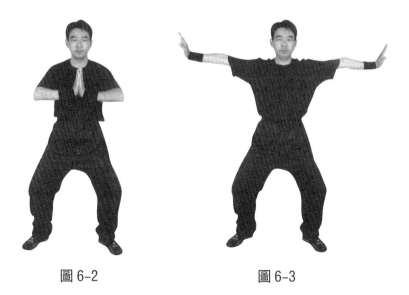

圖 6-2　　　　　　　　　　圖 6-3

編者注：易筋經的「經」大凡解釋為「方法」或「經典」等，但本功「經」的含義為「經絡內氣」，故稱「混元兼修，筋經合易」，有著更深的修練追求。

第二式　　分推貫勁式

承接上式，即以上式為預備，若單練時可直接擺成上式開始。然後雙掌向外緩動，左右平分，徐徐推開。（圖6-2、圖6-3）

肘節伸開後可停，掌根位高同肩，腕節立起，掌心向外，掌指向上，五指自然分開（不宜全併），意感勁貫雙掌，臂膊也緊張有力，炯目咬牙，以助其勢。

呼吸配合，外推時呼氣，裏收時吸氣；貫氣丹田，吸氣時腹舒，呼氣時腹收。

貫勁要逐漸加力，不要一下把勁用老。雙掌推開後，練熟了可以停頓一會兒，即每當呼氣完後，不急吸氣，閉住氣息，堅持幾秒，然後再吸。

推掌後向裏收回，返還預備勢，掌上貫力可以適度減弱，但不宜全部放鬆。動作不能貪快、浮漂，原則上愈緩愈佳，這樣更能刺激意識、增益經氣、強化肌筋，而使功效加強。練習次數學者最好自定，自感能支，不能過力。

經由此式練習，自然疏通手臂經脈，變易肌筋拙力，使內勁順達掌底，掌力劇增。再合外功操練，開磚破石，輕而易舉。

第三式　掌拳變易式

先把雙掌向正上舉起，掌心向前（也可向裏），掌指向上，五指用力撐開；肘節伸開，雙臂平行，距寬同肩；身體站直，兩腿分開，寬約同肩；眼看前方；同時鼻中吸氣。（圖6-4）

待氣吸好後，即將雙掌手指同時向裏用力，緩緩捲握成拳；同時鼻中悠勻呼氣，咬牙炯目配合（眼向上看或前視皆可），助力佐勁。（圖6-5）

拳握後再緩緩伸指撐開如前，吸氣配合。如此反覆練習，掌拳合易，手力劇增，功效之大，令人驚奇。

第四式　沖拳功力式

先站好高騎馬樁，膝節稍屈；雙拳臨肋，拳心向上，

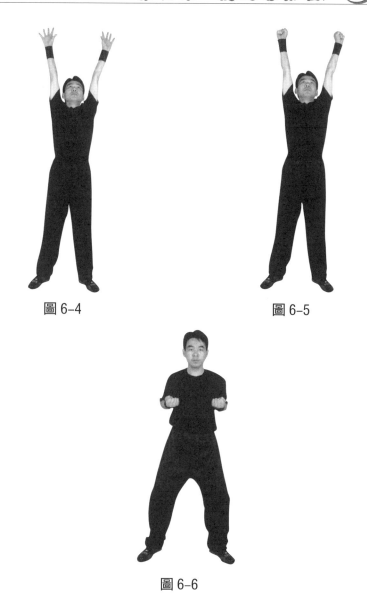

圖 6-4　　　　　　　　圖 6-5

圖 6-6

拳面向前；同時鼻中吸氣。（圖 6-6）

待氣吸好後，即將一拳（左拳或右拳）猛力向正前沖

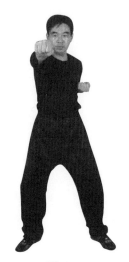

圖6-7

出（拳面向前，拳心向下），鼻中快速噴氣配合，氣勁合一，不可丟斷。（圖6-7）

發力後，閉住氣息（不可呼吸），拳指與周身各部都要保持發勁時的肌筋緊張度，不可鬆勁，略停片刻。初習2秒即可，漸漸增加，千萬不能過猛過激。

閉氣後拳收回，收回時宜慢，同時吸氣。收至肋邊時，息吸好，力蓄滿，再度打出另一拳，練法如前。左右互換，反覆操習。（圖6-8、圖6-9）

本式主易拳力，增肌實肉，強筋硬骨，益氣提神，健壯體質。「拳住力聚，功實力巨」，個中滋味，練者自知。

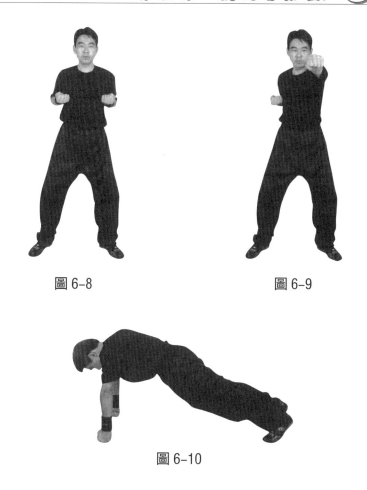

圖 6-8　　　　　　　　圖 6-9

圖 6-10

第五式　趴拳靜挺式

身體前趴，肘節伸開，雙拳握緊（拳眼向前，拳面向下）撐在地面上，兩臂平行，寬約同肩；腳尖支地，腰節平挺（不可下塌），雙腿自然分開（或可併攏），膝節伸直；眼向下看。（圖 6-10）

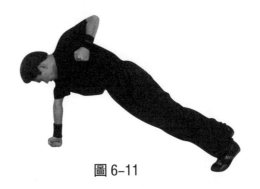

圖 6-11

　　本式拳力靜練，慢耗增力。做好外形後，不要再動，堅持為功。其呼吸法要用自然呼吸法。

　　功夫增長了，可以採用單式趴拳，即以一拳撐地靜挺，難度大但增力大，練者適時選擇，不要過急。（圖6-11）

　　本式專練雙拳內外功力，強勁堅硬的拳力可由本式獲得，並且連帶增強臂力、腰力。

　　編者注：自然呼吸法，顧名思義，自然而然，該吸即吸，該呼即呼，該短就短，該長就長。一般人把自然呼吸法理解為平常呼吸法，那是錯了，我們平常呼吸，頻率較淺，而在負力練功時，肯定不行，特此提醒！

第六式　　趴拳通臂式

　　預備如上式。然後緩緩向下彎曲雙臂，身體下沉，胸部近將貼地時再度緩緩撐起雙臂。（圖6-12、圖6-13）

　　本式練習僅用臂力，除雙臂曲直外，其他各部不變。本式呼吸法與上不同，而是下彎肘節時吸氣，撐開肘節時

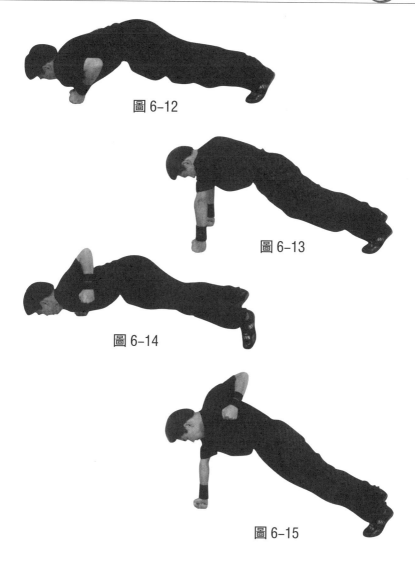

圖 6-12

圖 6-13

圖 6-14

圖 6-15

呼氣，長呼長吸，用鼻行之，閉唇合齒，咬住牙關。

　　不能過快，不能過猛。反覆練習，次數自定。等功夫
增長了，可試著採用單趴通臂，即以一臂撐地起伏，難度
很大，若行之無礙，本功大成。（圖 6-14、圖 6-15）

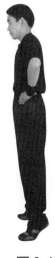

圖 6-16

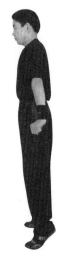

圖 6-17

　　本式主練臂力，久練雙臂筋經大易，內勁貫通，堅若鋼索。並且連帶增強全身功力，如雙拳會慢慢變堅加硬，肩腹漸漸強勁，腳腿力量也會不斷增加。

　　總之，本式是一項重要的功法，學者應該認真對待，認真練習，注意自身變化的長進，功夫不負有心人！

第七式　　雙腳起踮式

　　身體站立，雙腿分開，雙膝微屈；雙掌叉腰或者雙拳左右伸開（不必過拘）。然後緩緩抬起腳跟，俗稱「踮腳」，同時鼻中吸氣。提至最高，然後緩緩落地，用鼻呼氣。（圖 6-16、圖 6-17）

　　如此反覆練習，增強腳上踝力趾力。等功夫增長了，可在手上或肩上加上重物，增大難度，提高功力。

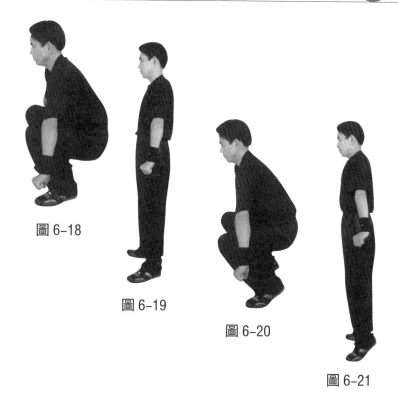

圖 6-18

圖 6-19

圖 6-20

圖 6-21

第八式　動椿起伏式

　　身體站立，雙腿分開；雙拳左右伸開，拳心向下。然後緩緩彎曲膝節，同時鼻中吸氣。屈至最低，然後緩緩挺起，用鼻呼氣。（圖 6-18、圖 6-19）

　　如此反覆練習。這是本式最為易練的方法，叫做「平腳動椿起伏式」。

　　有基礎後，改為「踮腳動椿起伏式」，即把雙腳跟提起不落，以腳前掌或腳尖支地起伏練習，練法參上。若再在手上或肩上加上重物，也無不可。（圖 6-20、圖 6-21）

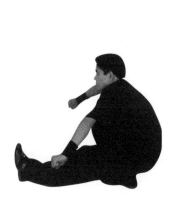

圖 6-22

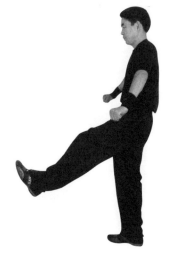

圖 6-23

功夫加深後，最後改為「單平腳動樁起伏式」，即一腿懸起，一腿支撐，單腿彎曲，單腿撐起，呼吸方法參上。（圖 6-22、圖 6-23）

單樁起伏，最為不易，一旦行之無礙，你就會感受到練習的強大威力了，千斤腿力莫不受益於此。試想，一腿連自己的體重都頂不起來，還枉談什麼鐵腿神腿？

第九式　側踩振腿式

用腿向身旁猛力側踩，腳腕鉤起，腳尖向前，腳掌向外。踩時呼氣，踩後閉氣，緩收吸氣。（圖 6-24）

左右互換，反覆練習。（圖 6-25）

練習要點與本功第四式「沖拳功力式」類似，請自參照。

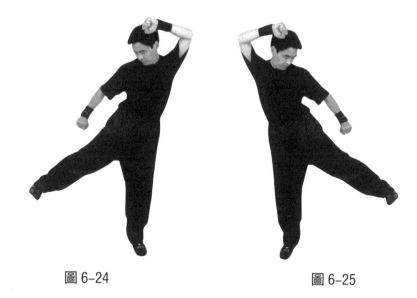

圖 6-24 　　　　　　　　　　圖 6-25

　　本式練習，可使人體腿部力量順達足底，毫無僵拙感。具備強烈穿透力的威猛腿法，將由本式上身而得。練習幾次就能體現，好好練吧。

第十式　自我排打式

　　雙腳前後站立，成實戰架勢，兩膝適度彎曲，如臨大敵樣；雙眼回光，盯視本體，抖擻精神，提起功勁。

　　先用手力打擊，如掌根、拳棱、拳心等。功夫增強後，改用鐵砂袋。鐵砂袋最好是圓棒狀，內裝鐵砂，長重適度，密加針縫。

　　主要排打部位為前臂、上臂、胸肋、丹田、大腿、小腿、頭頂。非專業練習者，要害部位不必觸及。（圖6-26－圖6-32）

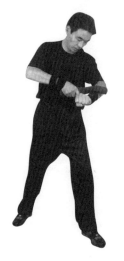

圖 6-26

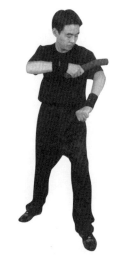

圖 6-27

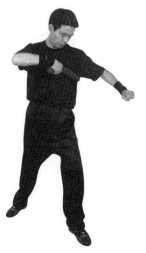

圖 6-28

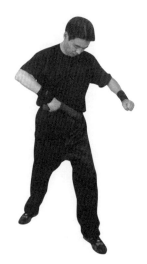

圖 6-29

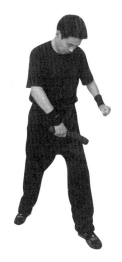

圖 6-30

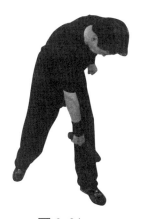

圖 6-31

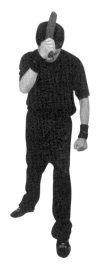

圖 6-32

　　呼吸要與排打自然協同，不可丟斷，吸氣時蓄勁，呼氣時排打。先輕一些，漸漸加力；先慢一些，漸漸加快。千萬防止受傷。

如此「內練一口氣，外練筋骨皮」，百日抗力即可大增，長期習之，護體功成，不畏痛楚，可受拳腳，任人擊打，不易損傷。

第十一式　散步收功式

本功練後，氣血奔騰，力生汗發，不能立即坐臥，應以散步行功之法收勢，以卸火通經，舒筋順氣，保功避害。

須在室內或避風處緩緩行走，可直走，或可走圓，呼吸要自然；兩手可應兩腳前進之勢，來往前後旋動，猶如揉球狀（不必過拘）；兩膝稍屈，腰節扭擺，使丹田有力，以舒各部氣血。多練大益，不得忽視。

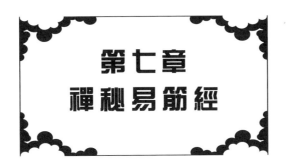

第七章
禪秘易筋經

　　編者按：禪秘易筋經也屬少林派，乃少林功夫不傳之秘。其特點是先練外後練內，內外兼修，最終達到外強內壯的目的。本功來自手抄藏本，外所難見，今把它編譯出來，獻給武林同道。

第　一　式

　　面向東方而立，兩足分開，中間相距約一尺開闊。足之位置，須趾與跗同一方向，切忌踏成八字形。凝神調息，摒除一切雜念，鼓氣於腹，毋使走泄。頭部向上微昂，口宜緊閉，牙齒相接，舌尖舐住牙關，兩目向前睜視，睛珠須定，不可稍有啟閉。

　　然後，將兩手折腕昂起，使掌心向下，指尖向前，再緩緩屈其肘節，將手提起少許，至腰部稍下處為度。唯兩手雖上提，而兩臂之氣力，必須下注，如按桌踡身之狀。（圖7-1）

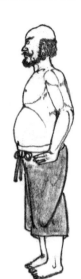

圖 7-1

　　略加停頓之後，乃將十指運力，向上翹起，而掌根則運力捺下。行時須極徐緩，至極度後，再停頓片刻，乃放下手指，提起掌根，回復原狀。

　　如此一翹一按，是為 1 次，徐行 49 次，而第一式功夫完畢。

　　須默記其按，此式名混元一氣之勢，先天之象也。一翹一捺，得乎動機；停頓貫氣，得乎靜定，動靜相因，而陰陽判，萬物生矣。故以下各式，皆由此式而化生者也。

　　行時，宜全神貫注於指掌之間，不可相離。日久之後，則氣隨神到，而運於內；力由氣生，而行於外，內外相合，而超乎一切矣。若神氣渙散、力不專注，是為大忌！

　　在兩手上提之時，切不可過至腰上，否則，非但不得其益，且有損於筋骨，慎之！慎之！

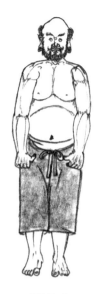

圖 7-2

第 二 式

行前式功夫既畢之後,則將氣力收起,復平常小立狀
態,使全身筋骨稍為舒展,以免過勞之弊。其休息之時
間,則不必限定。

行第二式時,先將兩足緊併,全身正立,鼓氣閉口,
突視昂首,與第一式完全相同。

兩手則將指屈轉握拳,唯大指伸直。此時握拳極鬆,
不可用力。握定之後,則將拳移置於大腿之前面,拳心與
腿面相貼,兩大指則遙遙相對。至此略略停頓,之後,即
將每手之大指向上翹起,以至極度;同時,兩手之其餘四
指,則用力緊握,務用全力。而兩臂之力,則須下注,切
不可有絲毫提勁。(圖 7-2)

略停片刻之後,兩大指即徐徐放下,餘指也慢慢鬆

開，以復原狀。兩臂則宜用提勁，使氣力上收。

如此，一緊一鬆為一度。行時宜凝神注氣，專心一志。行49次，第二式功夫畢矣。

此一式，有將兩拳貼置於大腿之旁側，而大指向前者，殊不得勢。不得勢，則力不充；力不充，則氣不行，精神也因之而渙散，以之求功，尚可得乎？實謬誤之甚也！

至於翹指之時，不能稍雜提勁者，則以氣力下注，貫於拳指之間，俾拳能愈握愈緊，指能愈翹愈高也。

行此式功夫，亦宜出之徐緩，緊時則氣力下注，鬆時則氣力上提，一注一提，所以行氣使力也。

在表面觀之，似乎功夫僅及於指臂，實則偏及於全身，蓋以人身肢體，無不通連，而氣之源流，又從內府行流而至，無所不及也。

在行功之時，最忌口鼻呼吸、身體動搖，因皆足以耗氣散力也。

第 三 式

行第二式功夫既畢之後，略事休息，再續行第三式。

此式正立如前，先將兩足分開，中間距離約一尺，務須趾與跗成平線，忌作八字形。腿部宜運力下注，不可使稍有鬆浮，否則，身體易於搖動，而至神氣渙散也。頭昂目睜，口閉牙接，鼓氣腹中，與上二式同。

兩手則將大指先屈置掌心，餘四指則緊握大指之外面。兩臂垂直，雙拳置大腿之兩側，拳心貼腿，拳背向外，臂部並不用力，拳亦握得極鬆。略略停頓之後，即將

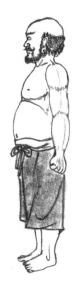

圖 7-3

兩拳緩緩握緊，至極度為止，同時，運力於臂，使之下注，即用力將兩臂挺直，使肘節突出，而氣力易達於指掌之間也。（圖 7-3）

　　略停片刻後，徐徐放鬆拳指，而回復原狀。

　　如此，一緊一鬆為一度，共行 49 次，而第三式功夫畢收。

　　此式注力之點，在於拳臂。行氣之法，一提一注，固與上式無所區別，但其間不同之處，亦不止一端：彼則並足，而此則分開；彼則伸直大指，而此則屈握大指。要皆各有用意者，夫兩足分開，所以使下盤牢固，不易搖動也。握拇指於掌中，所以實拳心而易於著力也。臂向下挺，而突其肘節，所以使全臂之氣力，下注於拳也。而各式之動作相異無幾，在功效上則差甚大也。

行功之際，除動作之外，尤須注意於神氣之貫注，務使精神氣力，融匯一起，達則全達，斂則全斂。若精神氣力之不相融，雖練百年，亦是無益，學者宜加意焉！

第 四 式

行第三式功夫既畢之後，休息片刻，以舒展筋骨，然後再續行第四式。

此式與以上各式不同。先全身正立，兩足緊併，用足兩腿之氣力下注，以固下盤。然後，將兩大拇指屈置掌中，而以餘指屈置其外，握之成拳。

兩拳由前面向上舉起，以平肩為度，拳心相對，虎口向上，兩拳間之距離，則與肩膀之闊度相等。在上舉之時，兩臂宜直，上身切忌動搖。

略略停頓，即運力將拳緊緊握攏，以至極度，而兩臂同時向前伸去，位置雖不能伸前若干，但氣力則完全前注。（圖7-4）

停頓片刻，則將拳放鬆，而收回兩臂之伸勁。在伸出時，切忌左右宕動。

如此，一握一鬆為一度，共行 49 次，第四式功夫既畢矣。

此一式乃氣注平行之法，使氣力進則注之於拳臂，退則流行於肩背。蓋握拳伸臂，兩肩必向前探出，背部之筋肉，勢必緊張，此時氣力完全前透。待鬆手收力，全部筋肉，完全鬆弛，氣力亦因而退行，流注於肩背各部矣。

此式最忌者，即為用力時兩拳向左右宕動，因兩拳宕

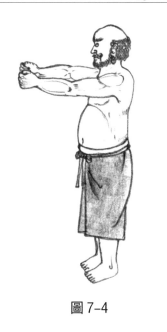

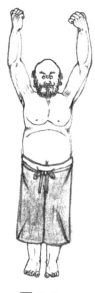

圖 7-4　　　　　　　　　　　圖 7-5

動，則全身之氣力，不能專注於前，而旁行散亂。勢散神
亂，行之非但不足以獲益，反足以招害也，是宜特加注意！

第 五 式

行第四式功夫畢，略事休息，更續行此第五式。

全身正立，兩足緊併，昂頭緊目，閉口咬齒，凝神鼓
氣，如第一式之形狀。

將兩手鬆拳，甚鬆，翻掌向外，徐徐從兩旁舉起，豎
於頭之上面，掌心相向，虎口向後，肘節微彎，兩臂須離
開耳際一寸處，切不可緊貼。在兩臂上舉時，兩足即隨之
踮起，兩踵離地一寸左右為度。（圖 7-5）

略略停頓片刻，乃將兩拳緊緊一握，兩臂則蓄力向下

挫，似拉住鐵槓，將身上收之狀，同時，兩踵再乘勢向上舉起，至極度而止。停頓片刻之後，再將兩拳徐徐放鬆，收回氣力，兩踵亦緩緩放下，仍至離地一寸左右為度。

如此，一起一落為一度，共行 49 次，而第五式功夫畢矣。

此一式功夫，乃將氣力流注全身之法。蓋舉踵踞趾，則腿胯等處必氣力貫注而後堅實。若氣力不注，則腿胯虛浮。腿胯虛浮勢必全身動搖，不能直立，難於行功矣。

至於兩臂上舉者，欲使肩、背、胸、脅、腰、腹等部之筋肉，處處緊張，以便氣力易於流注進退也。

此式中之最須注意者，即在緊握雙拳之際，下挫其臂。所謂下挫者，乃運其兩臂之全力，向下挫去，並非真將兩臂做有形之動作也，此實為運意而役使氣力之法。

是當特加注意者，兩踵之起落，務宜徐緩，切忌猛疾！因起落猛疾，兩踵易受震激，足以影響及於大腦與心房，為害甚烈，是宜切記！

第 六 式

行第五式功夫既畢，略事休息，然後再續行第六式。

全身正立，昂首睜目，閉口鼓氣如前。先將兩足分開，相距一尺左右，趾踵須成平行線，切不可踏成八字式，因八字式力不專注，且易動搖也。

兩手則將大拇指放在外面，以餘四指握拳，再將拇指放於指節之外。握時亦須鬆弛，不可過緊。然後兩臂從旁側舉起，拳心向上，至臂平直時，更屈轉肘節，引肱豎

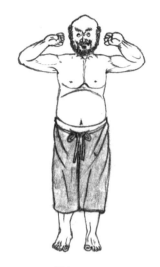

圖 7-6

起，至拳面適對兩耳，全臂成三角形。拳以離耳一寸許為度，拳心則向肩尖。（圖 7-6）

略略停頓後，即將拳徐徐握緊，以至極度，前臂則用力向內折，上臂則用力向上抬。此皆係力行，不以形式行也。略事停頓後，即徐徐放開，以復原狀。

如此，一鬆一緊為一度，自始至終，共行 49 次，而第六式功夫畢矣。

此段功夫，乃運使氣力，進而流注於臂肘指節之間，退而流注於肩背胸廓之部。

前臂內折，則筋肉緊張，氣力易於前達；上臂上抬，則胸廓開展，肩背緊張，而氣力易於流行，內府諸官，亦必因而舒伸，處處著力，毫不鬆懈。

唯行此之時，上身切忌動搖，兩臂切忌震盪。欲免除此弊，在乎用力之時，徐緩從事，若舉動猛疾，則必難免也。

第 七 式

行第六式功夫之後，休息片刻，再續行此第七式。

兩足緊併，全身直立，昂首突視，鼓氣閉口如上。

兩手則各將四指握在裏面，而大拇指則扣手指節之外，拳握甚鬆，由正前面向上提起。提至肩前，成平三角形時，略停片刻，即運力於肱，徐徐向左右分去，至平肩成一字形為度，拳心向上。上身則略向後仰，唯不能過度。在兩臂分開之後，即將兩足尖徐徐抬起，離地約一寸許，專用兩足跟著地，同時，將拳徐徐握緊，從鼻中吸入清氣一口。吸盡一口，再將足尖輕輕放下，兩拳緩緩放開，同時，從口吐出濁氣一口，以復原狀。（圖7-7）

如此，共行 49 次而功畢。

此式乃運使氣力旁行之法，而兼調內府者也。伸臂握拳，所以增加氣力；一呼吸所以調內臟，即吐濁納清之意也。故行時上身必須後仰，才可使胸廓開展，而可以儘量呼吸也。

至於足尖上抬之故，亦無非欲使下盤固實而不虛浮。蓋足跟點地，氣力若不貫注，非但動搖，且立見傾跌。學者於此，宜再三注意焉！

第 八 式

行第七式後，休息片時，再續行此第八式。此式與第四式之法，大同小異。

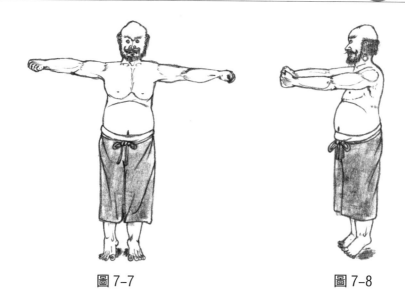

圖 7-7　　　　　　　　　　　　　　圖 7-8

　　併足正立，昂首突視，屏息鼓氣如前。將兩拇指先屈轉，置於掌心，更以其餘四指握其外，拳握甚鬆。再將拳由前面向上舉起，以平肩為度，虎口向上，拳心相對，唯兩拳間之距離，並不限肩之闊度，相去檢邇，約距二三寸。在兩拳上舉之時，兩踵亦徐徐提起，離地約二寸許，專用足尖點地。（圖 7-8）

　　然後，將兩拳用力徐徐握緊，以至極度。略事停頓後，再將拳徐徐放鬆，兩踵亦輕輕落下，著地時務須極輕。

　　如此，一緊一鬆為一度，前後共行 49 次而功畢。

　　此式練空中懸動，使氣力流注於上下各部。與第四式相異之處，在於兩拳距離之遠近，及舉踵與不舉踵二事。

　　在握緊雙拳之後，更宜將臂向外分去，以至與肩膀之闊度相等，至放鬆時，則更徐徐合攏。

　　行此式最難之點，則在於上身之向前後俯仰，而使下

盤不能固實。故此一式功夫，實較第四式為難也。

第 九 式

行第八式功夫既畢，休息片刻，再續行第九式。

全身直立，頭正目前視，上身須直，閉口鼓氣如前，兩足緊併。將兩大指屈置掌心，而以餘四指握其外，拳握甚鬆。然後，將兩拳從下面提起，務須在正前方上提，提至腹前，則屈其兩肱，向上翻起，至當面為度。拳心向外，兩拳面則斜向鼻尖之兩旁，肘臂屈成三角形，兩拳相距約三寸許。然後，更將拳徐徐握緊，以至極度，同時，將前臂用力向內翻轉，上臂則用力向前逼出，肘節則向後面分引，各部同時運用氣力。（圖7-9）

略事停頓之後，再徐徐放鬆雙拳，收回各部氣力，以復於原來情狀。

如此，一鬆一緊為一度，自始至終，行49次而功畢。

此式在翻肱向上時，宜似握千鈞重物向上翻提之狀，雖手中並未有物，心中當作如是想也。

此式有與第六式混為一談者，貽誤世人，不知幾許，故特加改正，並指其謬，以告學者。其與第六式不同之處，但須兩下參看，不難領悟也。

第 十 式

行畢第九式功夫之後，休息片刻，再續行此式。

正立如前，兩足緊併，昂首挺胸，睜目突視，閉口屏

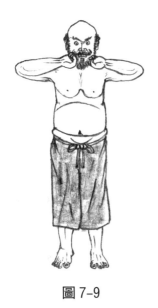
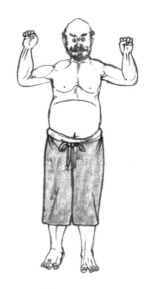

圖 7-9　　　　　　　　　　圖 7-10

息，鼓氣於中。將兩拇指屈置掌心，而以其餘四指握之成
拳，併不甚緊，虎口貼腿，拳心向後，乃將兩臂從前面舉
起，至平肩之時，乃運肘力向左右兩旁分去，與肩尖相
平，同時，兩肱亦向上豎起，舉直為度。

此時，兩臂與頭，適成一「山」字形，拳心向前，虎
口向兩耳。略事停頓之後，徐徐將拳緊握，以至極度，同
時，兩臂用力向上托，如手托千斤之勢，兩肘節則向外逼
出，如欲使之湊合者。但皆用虛力，而並非有形之動作
也。（圖 7-10）

如此，停頓片刻，即徐徐鬆手。

如此，一鬆一緊為一度，共行 49 次而功畢。

此式乃練氣力之上行，除握拳之外，其餘皆非有形之
動作，亦運意使力之法也，拳家所謂「意到神到而力隨

之」者是也。

此式有不知其中奧旨者，竟皆演有形之動作，則勢亂神散，而欲收效，豈可得乎？荒謬之處，學者宜審思而明辨之，庶不至自誤也。

第十一式

行第十式功夫既畢，休息片刻，再續行第十一式。

全身正立，兩足緊併，昂首突視，閉口鼓氣如前。

兩手則各先將四指屈置掌心，而以拇指護其外，握成極鬆之拳，乃運用臂肘之力，將拳向上提起，置於小腹之前恰當肚輪之兩側，肘微屈，虎口斜對，拳面向下，拳心向內，拳距腹一寸左右。

略事停頓，即將每手之四指，徐徐緊握，以至極度，而兩拇指則用力上翹，愈高愈妙。兩臂雖不做有形之動作，但氣力卻須上提，不可下注，似提千鈞重物之狀。（圖7-11）

停頓片刻，再將拇指徐徐放下、四指徐徐放鬆，而將兩臂之氣力，緩緩下注。

如此，一緊一鬆為一度，自始至終，共行 9 次，本式功夫畢矣。

此式功夫，乃運氣升降之法。在緊握之時，則自鼻中吸入清氣一口；在放鬆之時，則自口中吐出濁氣一口。唯須行之徐緩，吸須吸盡，吐須吐盡，切不可失調或中途停頓，致內部受到意外之震激。

運力上提，本為無形之動作，兩肩切不可向上聳起，

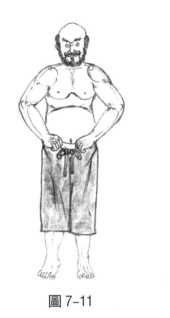

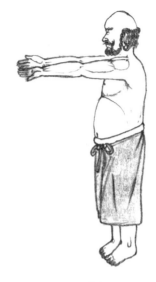

圖 7-11　　　　　　　　圖 7-12

是為至要！

第十二式

行第十一式功夫即畢，休息片刻，再續行第十二式。

全身正立，兩足緊併，昂首突視，閉口鼓氣如前。兩臂直垂，指尖向下，掌心向前。乃將臂徐徐從前面舉起，平肩為度，大指在外，掌心向天，兩手中間之距離與肩膀之闊度相等。在兩手上舉之際，兩踵亦同時提起，以離地二寸許為度。（圖 7-12）

略略停頓之後，兩手徐徐放下，兩踵亦輕輕落地。如此起落，各行 12 次。

再舉掌如前。手掌向上一抬，肘即向下一紮，同時，

兩踵提起，再輕輕收回，恢復原狀。踵落地之後，即將足趾向上翹起，離地以一寸為度。如此，亦連續行 12 次，而全功畢矣。

此式乃舒展全身筋絡血脈之法。蓋以上十一式功夫，各有功效，行時氣力不免偏注，故必須用此一式以調合之，而使氣力遍注於全體各部，無太過、不及之病。是亦猶打拳者，於一趟既畢之後，必散步片刻，然後休息也。

綜上述十二式功夫，每日勤習，則三年之後，必可有成，而氣力相隨，無往而不可矣。

注：以上易筋經所列各法，宜於清晨薄暮之時，在空曠清潔之地，依法練習。待十二式行畢後，再從第一式複練，週而復始，晨夕各 3 次。一年之後，則精神萎頓者，立可振作，而精神健旺者，則實力增加，神完氣足，洵有易筋換骨之妙！

但須每日行之，切不可稍有間斷。若荒怠不勤，絕不能克期收效也。

第十三式

先盤膝而坐，以右腳背加於左大腿之上面，更將左腳從右膝外扳起，以左腳背加於右大腿之上面，使兩足心皆向上。此為雙盤跌坐法，即尋常打坐，亦多用此法，唯須練習有素，始能自然。

坐時身宜正直，且不能有所依傍，而坐於木板之上。因棕藤之墊，質軟而有彈力，易使人身體偏側，故不相宜。

兩手則緊握雙拳，四指屈於內，而以拇指護其外。兩

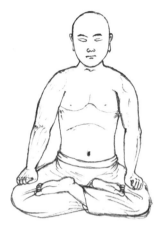

圖 7-13

拳放於膝頭之上，須純聽其自然，不可稍微用力。將雙睫下垂，眼露一縫，口緊閉，上下牙關相切，舌舔於牙關之內，冥心屏息，全身完全不用絲毫勉強之力，唯將精氣神三者，用意想之法，而注於丹田。在入手之初，決不能立時匯合，唯如此凝思存神，日久自有功效。（圖 7-13）

　　此式在未行功之先，因心中雜念，一時不易完全消滅。雜念不消，則心神不寧；心神不寧，則精神渙散，行功等於不行，絕不能收到絲毫效果。故先用此法，消其雜念，然後行功，自無妨礙。所以，必注想於丹田者，蓋以其為內府之中宮也。

　　注：上十二式總稱「前部易筋經」，雖亦注重於氣力相隨，唯猶以力為主，剛多柔少，即以力行氣之法也。練習成功之後，雖可以氣力相隨，但欲其遍及全身，流行於內膜，而無所阻閡，尚難如願以償。欲達到此種程度，必須前部易筋經練成之後，再接續此式。此十三式至二十四

式，總稱「後部易筋經」。

但亦不能入手即練後部，因此部功夫，完全注重於運行氣力於內膜，以充實其全身之筋肉，而不在於增加實力。然實力不足之人，欲其氣力運行，固不易言，即算能練成，其效亦至微弱。所以須先練前部者，蓋亦增加實力，使與氣相隨，然後更進而練習後部，於純柔之中求運行之道，自易於入手，且收效亦較為神速也。

故單練前部，不練後部則可；單練後部，則不可也。因單練前部，氣力縱未能運行於內膜，然較未練時必增加數倍，而收身強力壯之效，即不再進步而求其能於運行內膜，亦足以卻病延年矣。若後部則專講運行之道，單單練此，毫無用處，所謂徒勞無功者是也。凡練內功者，對於此事，不可不知。

第十四式

行第十三式功夫，大約以一炊時為度，然後更續行第十四式。

跌坐如前，兩足並不放開，身體亦完全不動，唯兩手則將握拳之指，徐徐放開，以舒直為度。然後，將兩臂緩緩從側旁舉起，掌心向上，舉至平肩之時，則屈肱內引，由頭上抄至後面，同時，翻轉手腕，使掌心向前，大指在下，至玉枕穴後面時，兩手漸漸接合，十指交叉，而抱持其後頭，兩手之掌根，適按於耳門穴之上，兩臂則成三角形。

抱時不宜有有形之力，頭略後仰，胸稍前突。唯在兩手動作之際，軀幹各部，不宜稍有震動，心意仍須注在丹

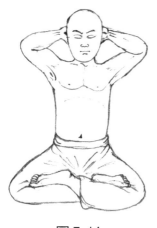
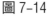
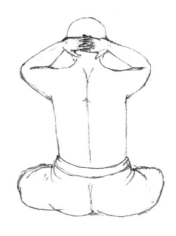

圖 7-14　　　　　　　　　　圖 7-14 背

田。既抱住頭顱之後，略事停頓，即提氣上升，意想此一
口氣，似由丹田而起，經過臍輪，上達心包，而過喉結，
直至頂門，而停留片時，再使由頂門向後轉下，經玉枕穴
由頸椎緣脊而下，過尾閭抄至海底，再轉上而回至丹田。
（圖 7-14、圖 7-14 背）

　　初行時，不過一種意想，氣力必不能遵此途徑，而運
行自在。唯練習既久，自有成效。唯行此功夫時，須一切
純任自然，不可有絲毫勉強，且不可過於貪功，是學者宜
注意者也。

　　此一式功夫，乃使氣力轉運循環之法。蓋頂門之百會
穴，實為首部要區，而臍下之丹田穴，實為內府寶庫，同
一緊要。故氣力上升，則貯於百會；氣力下降，則歸於丹
田。一升一降，即周天循環之道；一起一伏，亦陰陽造化
之機。所以，須一切純任自然者，蓋本乎先天之靜穆，而
致後天之生動之。

練習時，以循環 2 次而停止，乃將雙手放開，握拳收
置於兩膝之上，回復原狀。

第十五式

行第十四式功夫既畢之後，乃將圈盤之腿緩緩放下，略
事休息，使腿部之筋骨，得以舒展，氣血不至因而壅阻。但
在此休息之時，心神猶須寧靜，切不可有絲毫雜念興起。

一炷時後，再將兩足徐徐向前伸去，至腿部平直為
度。兩腿緊併，兩足跟之後部放於板上，跗則直豎，足心
向前，足尖向上，更將上身徐徐下俯，兩手則從旁側抄向
前方，至足前時，乃交叉十指，收住兩足。須將兩足用
力，向前伸挺，而兩手則向後拉引，方為得力，腰背兩
部，始可因之而緊張。成此姿勢之後，乃將貯留丹田之
氣，運於肩背腰股各部。（圖 7–15）

初時，亦僅意想可到，練至功夫漸深，則氣力亦可隨
之俱到矣。行此一式功夫，亦以一炷時為度，然後徐徐放
開，回原來之平坐狀態。

此一式，乃充實軟襠各部之法，其主要之處，則在乎
腰閭。因此一部，在人身各部之中為最為軟弱，氣力亦最
不易貫注，故行時必須俯身至極度，然後始能使腰部之筋
肉緊張，筋肉緊張之後，氣力亦較易達到。勤加練習，自
有妙用。唯身體起落之時，務徐緩，切不可向左右擺動，
以亂其神而散其氣，是為最要。學者慎之！

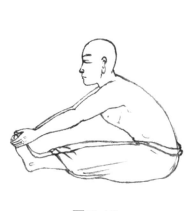

圖 7-15

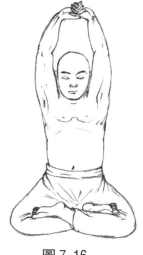

圖 7-16

第十六式

行第十五式功夫既畢，略略休息，更續行第十六式。

先將兩腳徐徐盤起，以右腳背置於左大腿上面，然後，將左腳從右膝外扳起，放於右大腿之上面，兩腳心皆向天，成為雙盤坐之勢。唯在兩腳盤坐時，上身切忌向前後或左右搖動。

坐定之後，寧神一志，注氣於丹田，摒除一切雜念。稍事停頓，兩手即徐徐翻腕，使掌心向外。然後，兩臂從左右兩側緩緩上舉，至頂門上面相合，交叉十指，再將腕向前翻轉，而使掌心向上，兩掌用力上托，同時，運用其氣，使從丹田向上提起，轉入兩臂，而達於指掌。亦用以意役神、以神役氣之法，並無有形之動作，唯意念之專注耳。（圖 7-16）

行此一式功夫，亦以一炊時為度。然後，徐徐將手鬆開，將兩臂仍從旁側落下，運氣下降，回復原狀。

此式乃行氣於臂指之法，較第十五式為難。因臂部肌肉堅實，氣不易行，如欲練至意到氣達、氣到力隨之境，非短時間所能奏效，頗費苦功也。

其所以須盤坐而行者，固實其下盤也。架手於頂門，則可使全身上提，正直得勢，使氣易於上達，更不至中途所阻閡也。在兩手動作之時，務須徐緩，而固其神氣，不可粗率也！

第十七式

行第十六式功夫既畢之後，乃將所盤之兩足，徐徐放開，向前伸去，以腿直為度。兩足相併，以足跟之後部，放於板上，足心則向前，足尖則向上，與第十五式之起手時相同。略略休息之後，即續行第十七式功夫。

先將兩手由兩旁側之下面，徐徐移向後方，至尾閭穴之後，兩手相合，交叉十指，將腕翻轉，使掌心向正後方，而兩手背則貼於尾閭穴之兩旁，須貼得緊緊，不可稍有鬆浮。兩肩頭則用力向前逼出，兼向上聳，務使肩背部分之筋肉，緊張異常。然後，用意想之法，運用其氣力，使充實其肩背。起初，不過意行；久後，自能達到。（圖7-17、圖7-17背）

行此一式功夫，亦以一炊時為度，然後，徐徐收回雙手，回復原狀。

肩背等部，骨多筋雜，皮肉極薄，而堅實異常，故氣

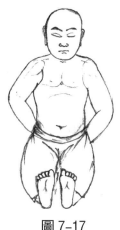
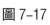

圖 7-17

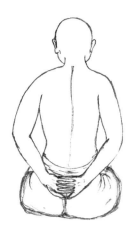

圖 7-17 背

力之不易運行，與臂指相等。練習亦頗不易，收效之遲緩，較諸上一式為尤甚，然能下苦功，亦必有成。

此式之所以兩手放於後面，及兩肩前逼而兼上聳者，無非欲使肩背部分之筋肉緊張，而易於運行其氣，使之到達，不致多所阻閡也。唯在運氣之時，並無有形之動作，純以意行耳。

第十八式

行第十七式功夫既畢，略事休息，然後續行第十八式。

先將兩足收回，成盤坐之狀，以右腳背加於左大腿上面，更將左腳從右膝之外面扳起，亦將腳背放於右大腿上面，使成雙盤坐法，與第十三式相同。

兩足動作時，上身切忌搖動。坐定之後，先將兩手從

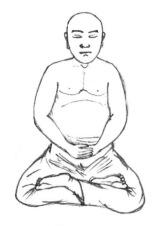

圖 7-18

旁移至前面，至臍下時，兩手相合，而交叉其十指，翻腕向內，以掌心捧住小腹。

初時，並不用力，冥心存念，略定神思，然後運氣，由丹田而注於腎囊，以活動其睪丸。停頓稍許後，乃提氣上升，以回原處，做似欲將兩睪丸吸入腹中之想。在提氣上升之際，同時，兩手心亦漸漸用力，略做向上摩起之勢。略停片刻，更運氣注於腎囊。（圖7-18）

如此升降，各12次而功畢。

腎囊為人身最要之物，睪丸又極嫩弱，稍受外力，即易破損。此一式功夫，乃專練收斂睪丸之法，即世稱之「斂陰功」是也。

在初練之時，睪丸必難隨氣升降，然練習稍久，即易活動，反較運氣於肩背等為易於收效。因腎囊為筋絡所成，中空，而運接於小腹，與丹田相距甚近，故氣力易於運到，待練習既久，睪丸自能隨氣升降矣。

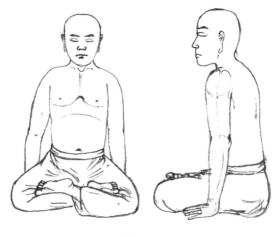

圖 7-19

此功練成，人縱欲取我下部而制我之命，亦無從下手矣。

第十九式

行第十八式功夫畢，略事休息，再續行第十九式。

上身及兩腿，完全不動，就原式略略加以停頓耳。兩手則從小腹上徐徐撤下，移向兩股之側，按於板上，大指在內，指尖則向前面，掌按板面，不宜過分用力，但求其能相貼合耳。

心神既定之後，則將兩臂徐徐用力下注，意欲將上身做向上升起之狀，唯並非有形之動作！同時，提氣上升，使充於胸廓，停滯不動。歷一呼吸之久，再將氣從原道降下，停於丹田，而兩臂之力，亦同時鬆弛，回復原狀。更隔一呼吸時，再提氣上升如前。如此，升降各 12 次為止。

（圖 7-19）

此式功夫，雖不甚難，但在初入手時，亦不免有所阻礙，須經過若干時後，始克升降自如。

此一式功夫，乃充實胸廓之法。運氣於內，故較行於筋膜之間為易，唯運行雖易，而停滯一事，極為煩難。若神氣未能完固之人，決難達到此目的，此即道家所謂「凝神鑄氣」之法也。

初入手時，未能久停，為時不妨稍暫，以後逐漸加長可也。是在學者自己斟酌之。

第二十式

行第十九式功夫既畢之後，即就原式略事休息，調和氣力，使稍弛展，然後再續行第二十式。

此式上身與兩足皆不動，一如以上二式之姿勢，唯將兩手提起，使離開板面，然後，徐徐向前移去，繞至兩腳心之上面，即以左掌心緊按右足心，右掌心緊按左足心，即以中渚穴緊對湧泉穴也。大指在內，指尖相對，肘微兩屈，臂部並不用十分氣力，但以手足兩心貼合為度。

略略停頓之後，始將兩臂稍微用力撐拄，同時，將氣從丹田中運行而出，使之從下抄左，轉上繞右方而下，回至丹田，在臍之四周繞一圓圈，上及肚子之下，旁及前腰。（圖7-20）

如此，運行一周之後，即休息一呼吸時，再為運行，以九度為止。若為女子，則宜自右而左。

此式乃練氣充實肚腹之法，而兼及於腰腎之前部者。行時，宜先鼓足其氣，使之略一停滯，然後，再運之，循軌而

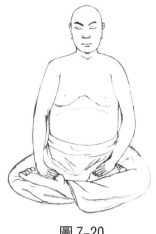

圖 7-20

行,似較稍易。唯在運行之時,非但外表不宜顯有形之動作,如身體動搖等,既內部亦不宜有迸氣掙力之象,須純任其自然。初時,固未必能盡如我意;久後,必可成功也。

第二十一式

行第二十式功夫既畢之後,仍就雙盤坐之原式,略事休息。上身與腿足,完全不動,一如上式,唯將兩手徐徐至側面,仍按於板上。休息約三個呼吸時,則續行此第二十一式。

先將右手在前面徐徐向斜上方屈肱舉起,至左肩之上,即用手掌搭於肩上,掌心適按於肩窩穴上,五指則在肩後,肱緊貼於胸脅前面。

然後,再將左手亦從前面向斜上方徐徐屈肱舉起,左掌心按住右肩窩穴,肱則緊貼於右肱之外側,用力緩緩搬

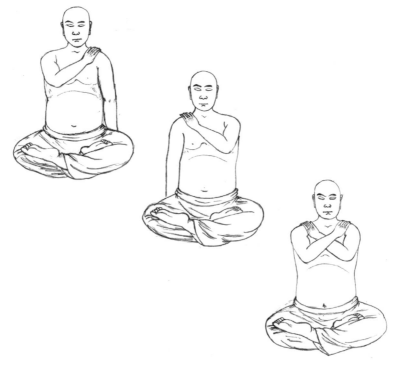

圖 7-21

緊（搿：《'ㄜ，用力抱），而使其肩背之筋肉，緊張至極
度，同時，則運用丹田之氣，使之上升，而充實其肩背之
內部。初時，決難氣隨神到，但宜用意想之法行之，日久
之後，自能運行無阻。（圖 7-21）

　　此一式亦係行氣於肩背之法。肩背以筋雜肉薄之故，
氣力殊不易運到。唯其不易運到，故須多練。行時所以必
兩手抱肩、緊聚相搿者，亦正欲使其肩背緊張，而氣易於
貫注也。

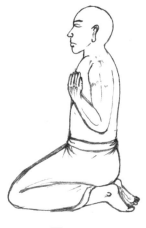

圖 7-22

第二十二式

行第二十一式功夫畢，先將左手徐徐放下，按於板上，再將右手落下按板。然後，將圈盤之兩腿，徐徐放開，直伸於前。略事休息，更續行第二十二式。

須將兩腳收回，屈膝而跪，兩腿緊緊相靠，腳背貼板，臀部坐於小腿之上面，尾閭則緊靠兩腳跟。上身略向後仰，頭正目前視。但經此一番動作，心神必外瞀（ㄇㄠˋ），故須休息片時，加以收攝。心神既定，則徐徐將兩手從側面抄至前下方，屈肱向上舉起，至心窩旁、兩乳下為度，乃將兩手掌輕輕按於脅上，兩肘則略略用力後引，唯非有形動作！按定之後，即將氣提之上升，用意想之法，使之充滿於兩乳房，停滯不動，歷一呼吸之久，仍從原路使之下降，如此，升降各 9 次而止。（圖 7-22）

乳房在胸前亦係主要之部分，而膺窗、乳根等大穴，皆在於此。若不練氣之充實，最易為外力所傷，與斂陰一式功夫，實有同等之緊要！

此式之所跪行者，蓋欲使上身正直，而氣易於運行也。兩手按脇者，即所以示氣循行之路也。

第二十三式

行第二十二式既畢，即就原式略息片時，兩手則徐徐放下，垂於旁側，稍稍舒展，續行第二十三式。

先將兩手稍微舉起，徐徐移向前面，至膝蓋之上，乃將右掌心按於右膝蓋，左掌心按於左膝蓋，即膝骨與腿骨接合之處。大指在內，指尖向前，兩臂稍為用力作撐拄之狀，上身則向後作倚靠之勢，頭則後仰至極度。

心神既定之後，則將氣提之上升，經臍輪、心坎等部而上起，至喉結穴而停留不動，使喉部充實。（圖7-23）

如此，歷一呼吸時，仍將氣下降，停滯丹田；亦經一呼吸之時，再運氣，上升而充注於喉結穴。如此，升降各9次，乃將上身徐徐坐直，頭亦下俯，兩手亦收回，垂兩側，回復原狀。

咽喉為人身最要之地，生死關頭之所繫，且喉管為一軟骨，雖有筋肉護於其外，奈極薄弱，故此部極易受傷，稍重即足致命，故必須加以鍛鍊。若能運氣於喉，而充實其內部，功夫精純時，既快刀快劍，亦不足以損其毫髮矣。唯此部功夫，亦極不易練耳。

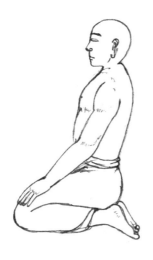

圖 7-23

第二十四式

行第二十三式功夫既畢，則將上身抬起，而使兩足徐徐舒展，直伸於前。略事休息後，即收起兩足盤坐，仍以右腳背置於左大腿上，而左腳背則置於右大腿上，成雙盤坐之式。

在動作之後，神志不免外瞀，故須冥目靜心，以收攝之。待心神既定之後，即將兩手移至前方，上下相向。右手在下，左手在上，掌心相合，然後，用力將左掌自左而右，旋摩 72 次。

再翻轉兩手，使右手在上，左手在下，用右掌之力，自右而左，亦用力旋摩 72 次。

此時，掌心熱如火發，乃將兩掌移貼後腰，先由外轉

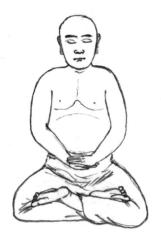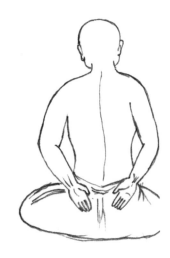

圖 7-24

內，旋摩 72 次；更由內轉外，亦旋摩 72 次。則此式功夫
畢矣。（圖 7-24）

　　仍收回兩手，做第十三式跌坐之勢。

　　此十二式（十三式至二十四式）功夫，皆係坐行之
法，甚不易行，且久坐傷精，為行功十八傷之一。此一式
加於十一式之後，良非無故，蓋恐行功之人，久坐而損傷
其精，故用此段以養其精。

　　後腰，精之門也，精門和暖，則生氣自足，更不虞其
損傷矣！

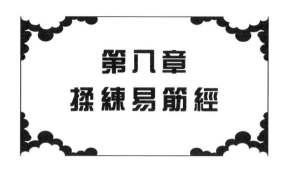

第八章
揉練易筋經

編者注：本功與眾不同，專以揉練而磨礪筋骨，使人內外堅強，故名「揉練易筋經」。

本功既能強身健體、袪病療疾，又能增強功勁、抗打抗硬，是不可多得的易筋經珍品之一。今選其精要，與同道共用。

第一式　堅固根本（丹田練法）

丹田者，氣之海，練氣之根本也。丹田氣不充滿，他處俱不能成。

練丹田之法，須身體端立，兩足踏平，距離約四寸之譜。右手握住左手，兩臂伸直，兩手緊貼丹田。（圖8-1）

然後，閉口蓄氣（此氣非吸空間之氣，乃本身之氣），含之約2分鐘，始抬頭囫圇吞下，用意送至丹田，

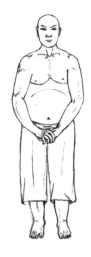

圖 8-1

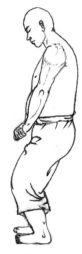

圖 8-2

即時注目丹田。兩腿同時向前稍屈。（圖 8-2）

　　片時，氣下有聲，以五指輕輕拍腹臍（名曰喚氣）。拍畢，再蓄氣一口，照前吞下。

　　如是三口，左右手鬆開，交叉收回腰間，仍還端立之式。雙手握住，靠著肚皮，往下揉擦數次。

　　足跟提起，微顛數次後，再以兩手揉丹田，隨揉隨緩步徐行，愈多愈好。

　　練過七日後，再增三口，仍照前法，增至九口為度。

第二式　雙手抱摟（胃口練法）

　　雙足盤坐，兩手交加，抱住兩肋。（圖 8-3）

　　閉口蓄氣，含之約 2 分鐘，匆圇吞下，用意送至胃口，即時目視胃口。（圖 8-4）

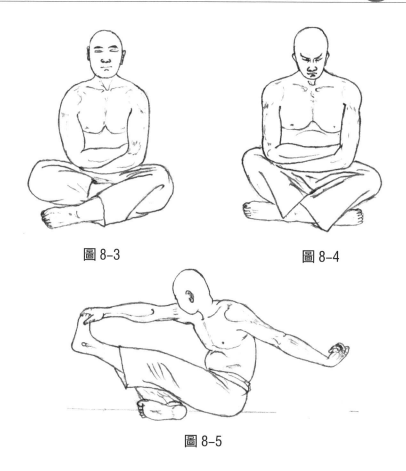

圖 8-3

圖 8-4

圖 8-5

片時，氣下有聲，用五指輕輕拍胃口。如是者 3 次，九口吞畢。

雙手交叉，收回腰間揉練胃口，揉練法同前。

第三式　右行左接（兩肋練法）

右足盤坐，左足向右伸直，右手搬左足尖，左手握成如意式伸直，口向右肩。（圖 8-5）

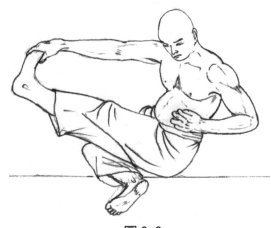

圖 8-6

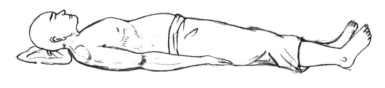

圖 8-7

　　閉口蓄氣，含之約 2 分鐘，囫圇吞下，用意送至左肋。片時，氣下有聲，目視左肋。

　　用手輕輕拍左肋，如是 3 次，九口吞畢。揉左肋，揉法同前。（圖 8-6）

第四式　周身提勁（心窩練法）

　　身體仰臥，兩手伸直緊貼體旁。閉口蓄氣，含之約 2 分鐘，囫圇吞下，用意送至心窩。（圖 8-7）

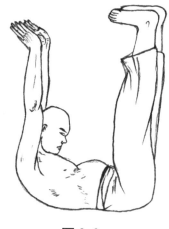

圖 8-8

　　片時，氣下有聲，即時目視心窩，手足亦即向上豎起，用手輕拍心窩。（圖 8-8）

　　良久，手足即下，再蓄氣一口，照前吞下。如是九口吞畢。揉心窩，揉法同前。

第五式　雙手疊起（胸腔練法）

　　雙足盤坐，雙掌疊起，掌心向上，置之胸前。閉口蓄氣，含之約 2 分鐘，囫圇吞下，用意送至胸腔。片時，氣下有聲，即時目視胸腔。用手輕輕拍胸腔，如是 3 次，九口吞畢。（圖 8-9）

　　雙手交叉，收回腰間，揉胸腔，揉法同前。（圖 8-10）

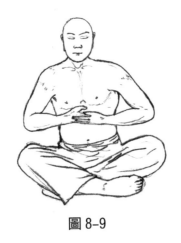

圖 8-9

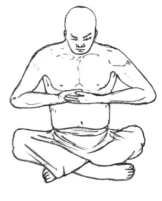

圖 8-10

第六式　全身用力（背脊練法）

平身俯臥，頭足與席平。（圖 8-11）

閉口蓄氣，含之約 2 分鐘，囫圇吞下，用意送至背脊。

片時，氣下有聲，注意背脊，即時手足一併平起，懸於空間，唯腰部著席。（圖 8-12）

稍頃放下，再蓄一口氣，照前吞下，如是 3 次，九口吞畢。用白布三尺，使手上下揉背脊。

第七式　身直項伸（頂門練法）

站立、盤坐均可，雙手重疊，置之頂門，頭項宜直，不可抬頭，雙目前視。（圖 8-13）

閉口蓄氣，含之約 2 分鐘，囫圇吞下，即時雙目上

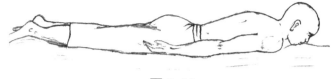

圖 8-11

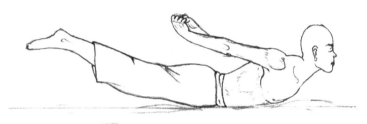

圖 8-12

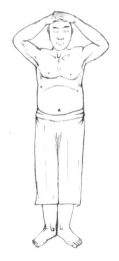

圖 8-13

視，注意頂門。

　　再蓄氣一口，照前吞下，如是 3 次，九口吞畢。雙手放下，置之腰間，然後揉摩頂門，多揉為妙。

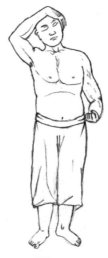

圖 8-14

第八式　歪頭斜瞬（兩鬢練法）

　　立、坐均可，頭向右方歪斜，右臂向上微屈，掌心置左鬢，左手握拳，置之腰間，閉口蓄氣，含之約 2 分鐘，囫圇吞下，目斜上視，注意左鬢。（圖 8-14）

　　再蓄氣一口，照前吞下，如是 3 次，九口吞畢，右臂收回腰間，即用手揉左鬢，右亦如是。

第九式　體仰腰彎（睾丸練法）

　　盤足仰坐床上，腰向前微彎，雙手摟睾丸，如抱石狀。

　　閉口蓄氣，含之約 2 分鐘，囫圇吞下，用意送至睾

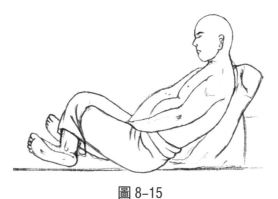

圖 8-15

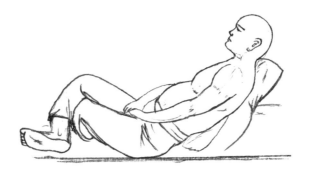

圖 8-16

丸，即時目視睪丸。

　　再蓄氣一口，照前吞下，如是 3 次，九口吞畢。身體端坐，雙手交叉，收回腰間，然後用手揉摩睪丸。（圖8-15、圖 8-16）

第十式　左降右行（兩臂練法）

　　雙足盤坐，頭向左方，膀臂向右伸直，手尖向上，左

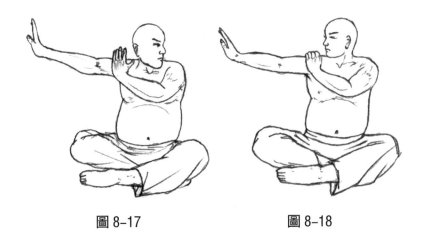

圖 8-17   圖 8-18

手置於右臂側。（圖 8-17）

　　閉口蓄氣，含之約 2 分鐘，囫圇吞下，用意送至右臂，氣至時似覺蟻行，即時目視右臂。

　　再蓄氣一口，照前吞下，如是 3 次，九口吞畢，左手用力揉摩右臂，愈多愈好。左亦如是。（圖 8-18）

第十一式　左降右行（兩手練法）

　　雙足盤坐，頭向左方，膀臂向右伸直，手尖向右，左手置於右臂側。（圖 8-19）

　　閉口蓄氣，含之約 2 分鐘，囫圇吞下，用意送至右手，即時目視右手。

　　再蓄氣一口，照前吞下，如是 3 次，九口吞畢，左手用力摩擦右手，愈多愈好。左亦如是。（圖 8-20）

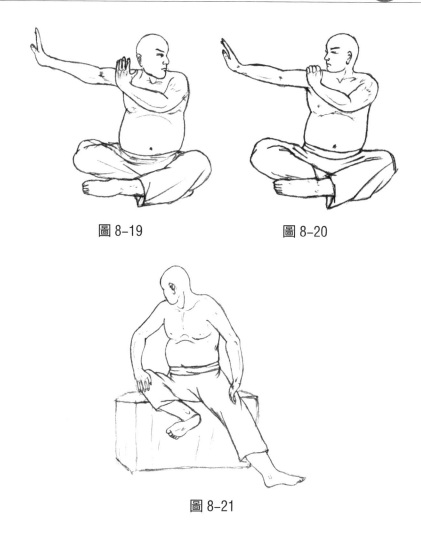

圖 8-19　　　　　　　　　圖 8-20

圖 8-21

第十二式　足部直伸（兩足練法）

平坐床沿，上身微仰，口向右肩，左足斜伸，足尖向
前，足跟著地，足面水平，左手反叉左腿面，右腿屈於床
沿，右手叉於股間。（圖 8-21）

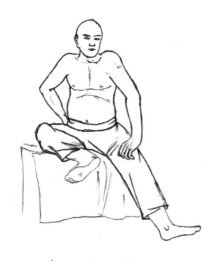

圖 8-22

閉口蓄氣，含之約 2 分鐘，囫圇吞下，用意送至足面，雙目注視足面。

片時，再蓄氣一口中，照前吞下，如是 3 次，九口吞畢。

雙手交叉握拳，放之腰間，揉擦足部，愈多愈妙。（圖 8-22）

第十三式　腿部直伸（兩腿練法）

平坐於床沿，上身微仰，口向右肩，左足稍斜伸（比練足稍向前方），足尖向前，足跟著地，足面水平，左手反叉左腿面，右腿屈於床沿，右手叉於股間。（圖 8-23）

閉口蓄氣，含之約 2 分鐘，囫圇吞下，用意送至腿部，雙目注視腿部。

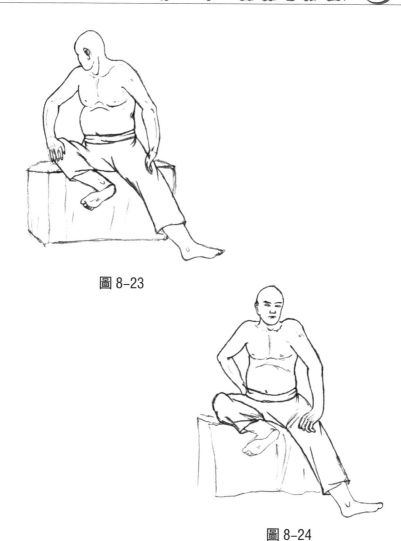

圖 8-23

圖 8-24

　　片時，再蓄氣一口中，照前吞下，如是 3 次，九口吞
畢。

　　雙手交叉握拳，放之腰間，揉擦腿部，愈多愈妙。

（圖 8-24）

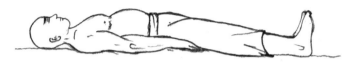

圖 8-25

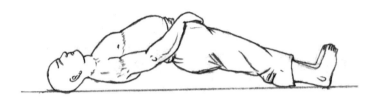

圖 8-26

第十四式 鐵板橋式（全體練法）

全體練法，亦名鐵板橋。

身體仰臥床上，手置於身之兩旁，閉口蓄氣，含之約
2分鐘，囫圇吞下，用意送至周身，即注意周身。（圖
8-25）

片時，再蓄氣一口，照前吞下，如是81口，吞畢，此
時頭在枕、足在席，身體懸空似橋形式，周身之氣乃到。
（圖8-26）

約數分鐘，然後起坐揉周身，以周密為佳。另，有全
功揉法詳後。

此外，有八處小部位，如眼、鼻、耳、腮、咽喉、兩
腋、足心、手心均在摩擦之列。

第十五式　全功揉練法

靜坐，用兩手左右揉丹田 108 次。又用中指揉腹臍 27 次。再揉兩肋至胃口。

用魚際（大指食指之間，有肉墳起處）揉心窩 49 次。然後再至腔子，直由頸項過玉枕至泥丸到下鵲橋，均要揉擦。

再將魚際擦熱，拭目 27 次，去目疾。用手心揉鼻 36 次，潤肺。擦耳 27 次，通腎。擦面 27 次，去皺斑，悅顏色。雙手掩耳，用食指放在中指上，彈枕骨凹處 27 次，名曰鳴天鼓，去頭火。叩齒 27 次，去牙風。雙手抱頸項向後面仰視，手與項爭力 14 次，除肩疼。揉擦兩腮以至咽喉，捏氣管 49 次，捏項筋 108 次。

頭向左右反視，肩膊隨轉 24 次，去脾胃積邪。再至兩腋，捏腋筋 108 次。手背、手心寸口均要揉練。背脊用白布上下揉擦，下至腰間，兩手擦熱，擦 108 次，除腰痛，去風邪。

至臀部均要揉遍，至睪丸握 108 次，外陽搓 49 次，睪丸之筋捏 108 次，生精固陽。

至腿彎筋膝蓋亦捏 108 次，再過膕，至髁骨，陰蹺陽蹺均要注意多擦，下至足部，足心湧泉穴擦 108 次，除濕健步。

功畢，憩息片時，起立再練。握拳 108 次，又用掌向前推 50 次。

如此，久久行之，強健身體有奇效！

練功要論

（一）行功效驗

筋為連絡形骸之物，故先易筋，筋易而無處不易矣！

行功一月，氣已凝聚，胃量見強，飲食增加，腹之兩旁，筋皆騰起，各寬寸餘，用力觸之，硬如木石，是其驗也。

兩肋之間，自心至臍，軟而陷者，此是膜深於筋，見功略慢，不必過急，久練膜亦騰起。

功逾百日，氣已充塞周遍。若水奔堤，凡有罅隙，即溢而注之。當此之時，可做第二式胃口功兼做第三式兩肋功，乃由心窩至兩肋梢骨肉之間，密密細揉。如是久之，則其所積充滿之氣引入胃口兩肋矣！

功逾二百日，再練第四式心窩功、第五式腔子功，氣由揉處而行，日久再由心窩揉至頸，自肋梢揉至肩。週而復始，不可倒行，且勿間斷，如是百日，則氣滿前胸，任脈充滿，功將半矣！

功逾三百日，前懷氣滿，任脈充盈，宜練第六式脊背功，以充督脈。從前之氣，已上肩頭。今則自肩頭上循玉枕至泥丸，中至夾脊，下至尾閭，揉法如前，週而復始，不可倒行。脊旁軟處亦揉之。如此百日，用手揉遍，督脈充滿。

積氣一年，任督二脈皆充滿，乃行下部功，如第九式，令氣可以貫通。行至百日，則其氣充滿，任督二脈相

通矣！

任督二脈，氣既充滿，尚未見力，何以言勇。蓋以氣未到手也。法照第十式、十一式，從右肩背至手背、指梢，又從肩內至手掌心、指梢，處處揉之。左肩及手，仍准前法，功至百日，則從骨中生出力量，練至數年，其臂、腕、指、掌，以意努之，硬如鐵石，其特徵也。

（二）揉　練

夫揉之為用，意在磨礪其筋骨也。磨礪者，即揉之謂也。

一曰揉有節候

如春月起功，功行之時，恐有春寒，難以裸體，只可解開襟。次行於二月中旬，取天道漸和，方能現身下功。漸暖乃為通便，任意可行也。

二曰揉有定式

人之一身，右氣左血。凡揉之法，宜從身右推向於左，是取推氣入於血分，令其通融。又取胃居於右，揉令胃寬，能多納氣。又取揉者右掌有力，用而不勞。

三曰揉宜輕淺

凡揉之法，雖曰人功，宜法天義。天地生物，漸次不驟，氣至自生，候至物成。揉若法之，但取推蕩，徐徐來往，勿重勿深，久久自得，是為合成。設令太重，必傷皮膚，恐生斑痏；深則傷於肌肉筋膜，恐生熱腫，不可不慎！

（三）退火法

凡內火一動，或耳鳴腮腫，相火遊行，身有毒疹紅

暈。內火發燒，陽火夜逸，夢思異境，種種不一之變。

如有此症，盤膝面東正坐，兩手握固，又腰吸氣，滿入腹中，閉氣三息，或五息、七息、九息，以多為益。緊提穀道，細細吐之。少寄一時，又吸清氣滿腹內，照前法行之。

（四）筋　論

人之一身，內而五臟六腑，外而五官四肢，皆以筋為脈絡。筋始於爪甲，聚於肘膝，裏纏結於頭面。其動而活潑者，全靠著氣。所以練筋必須練氣。氣行脈外，血行脈中。血猶之乎水，百脈猶之乎百川。血循氣行，發源於心，日夜十二時，周流於十二經，瞬息無間。

血液循環，百脈震動。肝主筋而藏血，臟腑經絡之血，或升或降，皆肝主之。所以，血氣之性不可逞，血氣之身尤當保！

（五）十二經筋

筋，由肝氣所生，它的循行路線，從肝氣所生的指（趾）甲的部位開始，幾乎沿著十二經脈的線路，由四肢向身體中央行走，只是關於筋與臟腑的聯絡歷代典籍都沒有記載，大約筋經與臟腑的聯絡是一樣的吧。

筋，由於幾乎是沿著十二經脈的路線行走，所以被稱為「十二經筋」，名稱也與十二經脈相同，其接續的部位也與十二經脈大體相似，將其整理分述如下：

1. 手太陰之筋

手太陰經筋起始於大拇指之上，沿大指上行，結於魚

際，行寸口外側。上行沿前臂，結於肘中，向上經過上臂內側，進腋下，出缺盆部，結於肩髃前方，其上方結於缺盆。自腋下行的從下方結於胸裏，散佈於膈，與手厥陰之筋在膈下會合，結於季肋處。

2. 手陽明之筋

手陽明經筋起始於第二手指橈側端，結於腕背部上，向上沿前臂，結於肘外側，上經上臂外側，結於肩髃部。分出支經繞肩胛，夾脊，直行的經筋從肩髃上走頸，分支走向面頰，結於鼻旁顴部，直上行走手太陽經筋之前上左側額角者，結絡於頭部，向下至右側下頷。

3. 足陽明之筋

足陽明經筋起始於足次趾、中趾及無名趾，結於足背，斜向外行加附於腓骨，上結於脛骨外側，直上結於髀樞，又向上沿肋部，屬於脊。

其直行者，上沿脛骨，而結於膝，分支之筋，結於外輔骨部，與足少陽經筋相合，其直行的沿伏兔上行，結於大腿面，而會聚於陰器，再向上分佈到腹部，至缺盆處結集，再向上至頸，夾口兩旁，合於鼻旁顴部，相繼下結於鼻，從鼻旁合於足太陽經筋。太陽經筋散絡於目上，為目上綱，陽明經筋散絡目下，為目下綱。另一分支之筋，從面頰而結於耳前部。

4. 足太陰之筋

足太陰經筋起始於大趾內側端，上行結於內踝，直行向上結於膝內輔骨（脛骨內踝部），向上沿著大腿內側，結於股前，會聚於陰器部，向上到腹部，結於臍，沿著腹內，結於肋骨，散於胸中，其內的經筋則附著於脊旁。

5. 手少陰之筋

手少陰之筋起始於小指內側，結於腕後豆骨處，向上結於肘內側，上入腋內，交手太陰經筋，循行於乳的內側，而結於胸部，沿膈向下，聯繫於臍部。

6. 手太陽之筋

手太陽之筋起始於小指之上，結於腕背，上沿前臂內側，結於肱骨內上髁後，進入後，結於腋下。其分支走肘後側，向上繞肩胛部，沿頸旁出走太陽經筋的前方，結於腋下。其分支走肘後側，向上繞肩胛部，沿頸旁出足太陽經筋前方，結於耳後乳突部，分支進入耳中，直行的出於耳上，向下結於頜，上方的連屬於眼外角。

7. 足太陽之筋

足太陽之筋起始於足小趾，上行結於踝，斜上結於膝，下方沿外側結於足跟，向上沿跟腱結於膕部。其分支結於小腿肚，上向膕內側，與膕部一支並行上結於臀部，向上挾脊旁，上後頸，分支入結於舌根，直行者，結於枕骨，上向頭項，由頭的前方下行到顏面，結於鼻部，分支形成「目上綱」，下邊結於鼻旁。

背部的分支，從腋後外側，結於肩髃部位，一支進入腋下，向上出缺盆，上方結於耳後乳突（完骨），又有分支從缺盆出來，斜上結於鼻旁部。

8. 足少陰之筋

足少陰之筋起始於小趾之下，入足心部，同足太陰經筋，斜走內踝下方，結於足跟，與足太陽經筋會合，向上結於脛骨內髁下，同足太陰經筋一起上行，沿大腿內側，結於陰部，沿膂（脊旁肌肉）裏夾脊，上後項結於枕骨，

與足太陽經筋會合。

9. 手厥陰之筋

手厥陰之筋起始於中指，與手太陰經筋並行，結於肘部內側，上經上臂的內側，結於腋下。分支進入腋內，散佈於胸中，結於膈部。

10. 手少陽之筋

手少陽之筋起始於無名指端，結於腕背，走向臂外側，結於肘尖部，向上繞行外側，上循肩部，走到頸部會合於手太陽經筋。其分支當下頜角部進入，聯繫舌根，一支上下頜處沿耳前，屬目外眥，上達顳部，結於額角。

11. 足少陽之筋

足少陽之筋起始於四趾，上結外踝，再向上沿脛外側結於膝外側。其分支另起於腓骨部，上走大腿外側，前面結於伏兔（股四頭肌部），後面的結於骶部，其直行的，經側腹季肋，上走腋前方，聯繫胸側和乳部，結於缺盆，其直行的上出腋部，由缺盆，走向足太陽經筋的前方，沿耳後上繞額角，交會於頭頂，向下走向下頜，上方結於鼻旁，分支結於外眥，為眼的外維。

12. 足厥陰之筋

足厥陰經筋起始於足大趾的上邊，向上結於內踝前方，向上沿脛骨內側，結於脛骨內踝之下，再向上沿大腿內側，結於陰器部位而與諸筋相聯絡。

十二經筋的所行部位，雖與十二經脈大致相同，但作用各異，十二經脈運行氣血，循環灌注，出入臟腑肢體，而十二經筋則連綴百骸，維絡周身。由於「肝主筋，其華在爪」「諸筋者皆屬於節」，故經筋皆起於四肢指爪之

間，而後盛於臂骨輔骨，結於肘腕膝膕，連於肌肉，上行頸項，終於頭面。

筋有剛柔，手足向背直行而附著於骨之筋都堅硬而大，胸腹頭面之別橫行之筋都柔軟而細。手足三陽行於外側，其筋多剛；手足三陰行於內側，其筋多柔。足之三陰及三陽之筋結聚於陰器，故曰「前陰者，宗筋之所聚」。

十二經筋大部分都結於關節部，相互間有密切的聯繫，一般規律是手三陽之筋結於頭部，手三陰之筋結於賁（胸）部，足三陰之筋結於陰器，足三陽之筋結於顴部。前陰部是宗筋之所聚，足三陰與足三陽之筋都在該處相結。

（六）膜　論

夫人之一身，內而五臟六腑，外而四肢百骸；內而精氣與神，外而筋骨與肉，共成其一身也。如臟腑之外，筋骨主之。筋骨之外，肌肉主之。肌肉之內，血脈主之。周身上下動搖活潑者，此又主之於氣也。

是故修練之功，全在培養血氣者為大要也。即如天之生物，亦各隨陰陽之所至，而百物生焉。況於人生乎，又況於修練乎？

且夫精、氣、神為無形之物也，筋、骨、肉乃有形之身也。此法必先煉有形者，為無形之佐；培無形者，為有形之輔。是一而二，二而一者也。若專培無形而棄有形，則不可；專練有形而棄無形，更不可。所以有形之身，必得無形之氣，相倚而不相違，乃成不壞之體。設相違而不相倚，則有形者亦化而無形矣！

是故練筋，必須練膜，練膜必須練氣。然而，練筋易，而練膜難；練膜難，而練氣更難也。先從極難極亂處立定腳根，後向不動不搖處認斯真法。

務培其元氣，守其中氣，保其正氣，護其腎氣，養其肝氣，調其肺氣，理其脾氣，升其清氣，降其濁氣，閉其邪惡不正之氣。勿傷於氣，勿逆於氣，勿憂、思、悲、怒以損其氣。使氣清而平，平而和，和而暢達，能行於筋，串於膜，以至通身靈動，無處不行，無處不到。氣至則膜起，氣行則膜張，能起能張，則膜與筋齊堅齊固矣！

如練筋不練膜，而膜無所主；練膜不練筋，而膜無所依；練筋、練膜而不練氣，而筋膜泥而不起；練氣而不練筋膜，而氣痿而不能宣達、流串於筋絡。氣不能流串，則筋不能堅固，此所謂參互其用、錯綜其道也。

俟練至筋起之後，必宜倍加功力，務使周身之膜皆能騰起，與筋齊堅，著於皮，固於內，始為妥當。否則筋堅無助，譬如植物，無土培養，豈曰全功也哉？

般刺密諦曰：此篇言易筋以練膜為先，練膜以練氣為主。然此膜人多不識，不可為脂膜之膜，乃筋膜之膜也。脂膜，腔中物也。筋膜，骨外物也。筋，則聯絡肢骸，膜，則包貼骸骨。筋與膜較，膜軟於筋；肉與膜較，膜勁於肉。膜居肉之內，骨之外，包骨襯肉之物也。其狀若此，行此功者，必使氣串於膜間，護其骨，壯其筋，合為一體，乃曰全功。

（七）氣血說

人身之所恃以生者，此氣耳！源出中焦，總統於肺，

外護於表，內行於裏，周流一身，頃刻無間，出入升降，晝夜有常。曷當病於人哉！及至七情交致，五志妄發，乖戾失常，清者化而為濁，行者阻而不通，表失衛護而不和，裏失營運而弗順。氣本屬陽，反勝則為火矣！

人身之中，氣為衛，血為營。經曰：營者，水穀之精也，和五臟，布六腑，乃能入於脈也。生化於心，總統於脾，藏受於肝，宣達於肺，施泄於腎，灌溉一身。目得之而能視，耳得之而能聽，手得之而能攝，掌得之而能握，足得之而能步，出入升降，濡潤宣通，靡不由此也。飲食日滋，故能陽生陰長。注入於脈，充則實，少則澀，生旺則六經恃此長養，衰竭則百脈由此空虛。血盛則形盛，血弱則形衰。血者，難成而易虧，可不謹養乎！

（八）內壯論

內與外對，壯與衰對，壯與衰較，壯可久也；內與外較，外勿略也。內壯言堅，外壯言勇。堅而能勇是真勇也。勇而能堅是真堅也。堅堅勇勇，勇勇堅堅，乃成萬劫不化之身，方是金剛之體矣。

凡練內壯，其則有三：

一曰守此中道

守中者，專於積氣也。積氣者，專於眼、耳、鼻、舌、身、意也。其下手之要，妙於用揉。凡揉之時，宜解襟仰臥，手掌著處，其一掌下胸腹之間，即名曰中。唯此中乃存氣之地，應須守之。守之之法，在乎含其眼光，凝其耳韻，勻其鼻息，緘其口氣，逸其身勞，鎖其意弛，四肢不動，一念冥心，先存想其中道，後絕其諸妄念，漸至

如一不動，是名曰守。斯為合式。蓋揉在於是，則一身之精、氣、神俱注於是。久久積之，自成庚方一片矣。設如雜念紛紜，馳想世務，神氣隨之而不凝，則虛其揉矣，何益之有？

二曰勿他想

人身之中，精、神、氣、血不能自主，悉聽於意，意行則行，意止則止。守中之時，意隨掌下，是為合式。若或馳意於各肢，其所凝積精、氣與神，隨即走散於各肢，即成外壯，而非內壯矣。揉而不積，又虛其揉矣，有何益哉？

三曰持其充周

凡揉與守，所以積氣。氣既積矣，精、神、血、脈悉皆附之。守之不馳，揉之且久，氣唯中蘊而不旁溢。氣積而力自積，氣充而力自周。此氣即孟子所謂至大至剛、塞乎天地之間者，是吾浩然之氣也。設未及充周，馳意外走，散於四肢，不唯外壯不全，而內壯亦屬不堅，則兩無是處矣。

般刺密諦曰：人之初生，本來原善。若為情慾雜念分去，則本來面目一切抹倒；又為眼、耳、鼻、舌、身、意，分損靈犀，蔽其慧性，以致不能悟道。所以達摩大師面壁少林九載者，是不縱耳目之欲也。耳目不為欲縱，猿馬自被其鎖縛矣。故達摩大師得斯真法，始能只履西歸，而登正果也。

此篇乃達摩佛祖心印先基，真法在「守中」一句，其用在「含其眼光」七句。若能如法行之，則雖愚必明，雖柔必強，極樂世界，可立而登矣！

（九）任督二脈說

任督二脈，為陰陽之海。人之脈，比於水，故曰脈之海。

任者，妊也，凡人生育之本也。脈起中極之下，上毛際，循腹而上咽喉，至承漿而止，此陰脈之海。

督者，猶言都也，為陽脈之督綱。起於尾閭，由夾脊上玉枕，循頂額下鼻柱，上齦而止，此陽脈海。

（十）朔望行採咽之法

天地一陰陽也，陰陽相交而後萬物生；人身一小陰陽也，陰陽相交而後百病無；陰陽互用，氣血交融，自然無病。

凡行內功者，可兼行朔望採咽之法。日取於朔，謂與月初交其氣新也。月取於望，謂金水盈滿其氣旺也。設朔望值陰雨，或值不暇，則取初二三、十六七等日。過此六日，虛而不可取也。

日取於朔，宜在寅卯時，靜對日光正坐，調勻鼻息，含氣一口，閉息凝神，細咽下，以意送至丹田。是為一咽，如此九咽，靜守片時，然後照前法揉之。月取於望，亦准前法，於戌亥時，含氣九咽，咽畢揉之。

此乃天地自然之利。唯有恒心者，乃能享用之；亦唯有信心者，乃能取用之。此亦為法中之一部大功，不可輕視！

（十一）金丹秘訣

一擦一兜，左右換手，九九之功，真陽不走。戌亥二

時，陰旺陽衰之候。一手兜外陽，一手揉臍下，左右換手，各八十一次，半月精固。

（十二）揉練健論

天地本乎陰陽，陰陽主乎動靜。人身一陰陽也，陰陽一動靜也。動靜合宜，氣血合暢，百病不生，乃得盡其天年。

如為情慾所牽，永違動靜。過動傷陰，陽必偏勝；過靜傷陽，陰必偏勝。且陰傷陽無所成，陽亦傷也，陽傷而陰無所生，陰亦傷也。既傷矣，生生變化之機已塞，非用法以導之，則生化之源無由啟也。

揉練之法，以動化靜，以靜運動，合乎陰陽，順乎五行，發其生機，神其變化，故能通和上下，分理陰陽，去舊生新，充實五臟，驅外感之諸邪，消內生之百病。補不足，瀉有餘，消長之道，妙應無窮，何須練丹、服藥，自有卻病延年之效耳！

（十三）達摩論經

譯曰：佛祖大意，謂登正果者，其初基有二，一曰清虛，一曰脫換。能清虛則無障，能脫換則無礙。無礙無障，始可入定出定矣。知乎此，則進道有其基矣。所云清虛者，洗髓是也；脫換者，易筋是也。

其洗髓之說，謂人之生感於情慾，一落有形之身，而臟腑肢骸悉為滓穢所染，必洗滌淨盡，無一毫之瑕障，方可步超凡入聖之門，不由此則進道無基。所言洗髓者，欲清其內；易筋者，欲堅其外。如果能內清靜、外堅固，登

壽域在反掌之間耳，何患無成？

　　且云易筋者，謂人身之筋骨由胎稟而受之，有筋弛者、筋攣者、筋靡者、筋弱者、筋縮者、筋壯者、筋舒者、筋勁者、筋和者，種種不一，悉由胎稟。如筋弛則病，筋攣則瘦，筋靡則痿，筋弱則懈，筋縮則亡，筋壯則強，筋舒則長，筋勁則剛，筋和則康。若其人內無清虛而有障，外無堅固而有礙，豈許入道哉？故入道莫先於易筋以堅其體，壯內以助其外。否則，道亦難期。

　　其所言易筋者，易之為言大矣哉。易者，乃陰陽之道也。易即變化之易也。易之變化，雖存乎陰陽，而陰陽之變化，實存乎人。弄壺中之日月，搏掌上之陰陽。故二豎繫之在人，無不可易。所以為虛、為實者易之，為剛、為柔者易之，為靜、為動者易之。高下者易其升降，先後者易其緩急，順逆者易其往來，危者易之安，亂者易之治，禍者易之福，亡者易之存，氣數者可以易之挽回，天地者可以易之反覆，何莫非易之功也！至若人身之筋骨，豈不可以易之哉？

　　然筋，人身之經絡也。骨節之外，肌肉之內，四肢百骸，無處非筋，無經非絡，聯絡周身，通行血脈，而為精神之外輔。如人肩之能負，手之能攝，足之能履，通身之活潑靈動者，皆筋之挺然者也。豈可容其弛、攣、靡、弱哉！而病、瘦、痿、懈者，又甯許其入道乎。

　　佛祖以挽回斡旋之法，俾筋攣者易之以舒，筋弱者易之以強，筋弛者易之以和，筋縮者易之以長，筋靡者易之以壯。即綿泥之身，可以立成鐵石，何莫非易之功也！身之利也，聖之基也，此其一端耳。

　　故陰陽為人握也，而陰陽不得自為陰陽。人各成其人，而人勿為陰陽所羅。以血氣之軀，而易為金石之體。內無障，外無礙，始可入得定去，出得定來。然此著功夫，亦非細故也。而功有漸次，法有內外，氣有運用，行有起止，至藥物、器制、節候、歲月、飲食、起居，始終各有徵驗。入斯門者，宜先辦信心，次立虔心，奮勇堅往精進，如法行持而不懈，自無不立躋聖域矣！

　　般剌密諦曰：此篇就達摩大師本意，言易筋之大概。譯而成文，毫不敢加以臆見或創造一語。

篇後語

　　什麼是易筋經？正宗的易筋經是哪一種？……一連串的疑問，恐怕是很多武術愛好者茫茫然難辨真偽的由衷之感吧！

　　易筋經是我國古代先賢根據佛學和道學的相通原理，並汲取漢代華佗的五禽戲導引功、東方朔的洗髓伐毛養生法和中國醫家的經絡學說之精華，又結合儒家易理而創造的。其真實目的是為了透過易筋經的修練，使人強身健體、增氣壯力。

　　《易筋經·總論》中曰：「易筋者，謂人身之筋骨由胎稟而受之，有筋弛者、筋攣者、筋靡者、筋弱者、筋壯者、筋舒者、筋勁者、筋和者，種種不一，悉由胎稟。如筋弛則病，筋攣則瘦，筋靡則痿，筋弱則懈，筋縮則亡，筋壯則強，筋舒則長，筋勁則剛，筋和則康。若其人內無清虛而障，外無堅固而有礙，豈許入道哉？故人道莫先於易筋以堅其體，壯內以助其外。否則，道亦難期。」

　　又《雲笈七籤》中曰：「常行之（按：指易筋經）不倦，精神充滿，為之一年易氣，二年易血，三年易脈，四年易肉，五年易髓，六年易筋，七年易骨，八年易發，九年易形，十年成道。」

　　在歷史朝代的變迭中，僧、道中人多涉足於政治爭鬥，逐漸將修真武學泛化為戰鬥防身之預備。朝廷中的達官顯貴、朝野賢俠巨盜等時常也出入於空門，形成僧、

道、俗的混雜。由此，易筋經真脈隱跡山野，一直沉跡不現；又因武林中人的一生所求，乃為武技超群或因此而謀一官半職，完全與修練家、養生家的初衷相異了，其受易筋經之啟迪，根據自己拳派功架，結合易筋經原理發揮創編，使易筋經支流並起，野脈併發，武林界各種易筋經遂興起於世。這時的易筋經再不是修練養形者由此入道而證正果的秘典捷徑，它已成為武功修練的一部分了。

從而，易筋經就在武林界中形成了一種「概念學說」！

那麼，「易筋經」這一概念應該怎麼去分析它呢？

所謂「筋」者，聯結肌肉、骨和關節的一種堅韌剛勁的組織，為大筋、小筋、筋膜的統稱。附於骨節者為筋，筋之較粗大者為大筋，較細小者為小筋，包於肌腱外者稱為筋膜。筋的生理功能是連結骨節和協助運動，筋附於骨而聚於關節，筋連結骨節肌肉，不僅加強了關節的穩固性，而且還有保護和輔助肌肉活動的作用。

人體的運動系統是由骨、骨連結和骨骼肌三部分組成的。筋附著於骨節間，起到了骨連結的作用，維持著肢體關節的屈伸轉側，運動自如。

肢體關節的運動，除肌肉的舒縮外，筋在肌肉骨節之間的協同作用也很重要的。故曰：「宗筋主束骨而利機關也」（《素問・痿論》），「機關縱緩，筋脈不收，故四肢不用也」（《聖濟總錄・諸風門》）。

筋，由於幾乎是沿著十二經脈的路線行走，所以被稱為「十二經筋」，名稱也與十二經脈相同。其結續的部位也與十二經脈大體相似。但是，十二經脈有順逆之不同，

而經筋走向皆起於四肢指爪之間，在踝、脛、膝、臀、腕、肘、腋、髀、頸結聚，終結於頭面等處，沿行於體表，不入內臟，而與他經相結。

筋、經是兩個不同但又互相緊密聯繫的概念。二者相互協同，以溝通表裏，聯繫內外（按：在武林界中，人們通常將「易筋經」的「經」字誤解為「最高準則的書」，即經典之意，其實恰當的解釋應該是指「經脈」）。人體的九州九竅、五臟六腑、十二節之氣，皆能通乎天地者，即賴於筋經這一作用。

人體營衛之氣的流行，以及與天地二氣的溝通，是通過「經」來進行的，它附著於人體的五臟六腑。但是筋起到一個支撐和附著經的骨架作用。沒有「筋」的支撐，「經」的上述功能就難以得到發揮。若從體用這個角度來說，「筋」為「體」，則「經」為「用」。只有健康的「體」才有正常的「用」。

《易筋經》之所以以「筋經」命名，就是首先經過筋體的鍛鍊，來達到經絡的通暢。而只有經絡的暢達，才有營衛氣血的正常運行，才有五臟的強健。

十二經筋的所行部位，雖與十二經脈大致相同，但作用各異，十二經脈運行氣血，循環灌注，出入臟腑肢體，而十二經筋則連綴百骸，維絡周身。由於「肝主筋，其華在爪」「諸筋骨者皆屬於節」，故筋經皆起於四肢爪指之間，而後盛於臂骨輔骨，結於肘腕膝膕，連於肌肉，上至頸項，終於頭面。

筋有剛柔，手足向背直行而附著於骨之筋都堅硬而大，胸腹頭面之別橫行之筋都柔軟而細。手足三陽行於外

側，其筋多剛；手足三陰行於內側，其筋多柔。足之三陰
及陽明之筋結聚於陰器，故曰「前陰者，宗筋之所聚」。

十二筋大部分都結於關節部，相互間有密切的聯繫。
一般規律是，手三陽之筋結於頭部，手三陰之筋結於賁
（胸）部，足三陰之筋慣於陰器，足三陽之筋結於顴部。
前陰部是宗筋之所聚。足三陰與足陽明之筋都在該處相
結。

從上面的敘述中，我們已經全面地瞭解到筋的生理功
能作用和具體的循行線路位置；同時，我們要知道的是，
人身上的筋骨原是由先天的稟賦所造成。所以，落入後天
便有筋絡鬆弛者，筋絡搖顫者，筋絡紊亂者，筋絡細弱
者，筋絡屈縮者，筋絡強壯者，筋絡舒暢者，筋絡剛勁
者，筋絡柔和者等種種不一，都與在娘胎裏先天稟賦有
關。而在後天生命過程中，筋絡鬆弛則會生病，筋絡搖顫
則顯瘦弱，筋絡紊亂則生畸形，筋絡細柔則軟弱無力，筋
絡屈縮則隨時都有死亡的可能。

然而，經絡強壯人則剛強，經絡舒暢人則發育良好，
經絡剛勁人則勇猛有力，經絡柔和人則健康長壽。

如果一個人先天稟賦較弱以及內在的思想不能清虛，
處處有障阻，在外的形體不能堅固，每每有疾病纏身、四
肢乏力等。

武術的本身就是讓人由弱變強的學問，首先即透過
「易筋經」的功夫以堅固其身體，強壯內臟以輔助在外的
形體。否則，空有萬般的武術技術而沒有強健的身體和勁
力，又怎能克敵制勝，以及抵制風寒暑濕燥火六淫的侵襲
呢？

　　為什麼說筋經要用「易」字而不用「煉」字呢？其實「易」是受到《周易》之說的啟發，表示陰陽交合，運變無窮。易者，即所有發生變化的現象都叫做易。易的變化，雖然存在於陰陽變化之中，然而陰陽的變化，人卻可以調節把握它的。

　　古代道家可以撥弄體內的日月，可以在雙手中調節陰陽。因此可以看出，人即使有病在身，也無不可以易去。人們可以看到，自然現象中，「易」的作用是多麼大，虛的可易為實，實的可易為虛；剛的可易為柔，柔的可易為剛；靜的可易為動，動的可易為靜。

　　易的作用無非就是過高過低的使用或升降的方式，過先過後的使用或緩或急的方式，過正過反的使用或往或回的方式，危險的使它易為安全，混亂的使之易為治理，災禍使它易為幸福，消亡的使它易為存在，氣數將盡的可以易為挽回，即使天地，易的作用也可以使它反覆，哪一樣不是「易」的功勞作用！天地間萬事萬物均可「易」之，何況小小之人身筋骨脈絡，又怎有不可以「易」的道理！

　　天地萬物之「易」，乃其自然運化之「易」，其「易」而無常。武術中的「易筋經」則是挽回調整的方法，幫助筋搖顫的易之為平舒，筋細弱的易之為強壯，筋鬆弛的易之為柔和，筋屈縮的易之為伸長，筋紊亂的易之為暢壯。即使一個癱如綿泥之人，能夠做好易筋經功夫，身體也可以很快堅如鐵石，並且內外均無障礙。

　　易筋經既以經絡託名，就必然遵循十二經脈「內屬於臟腑，外行於肢節」的理論，內以修練臟腑，外以強壯筋骨。

　　由於經筋走向皆起於四肢指爪之間，沿行於體表，不入內臟，靠四肢手足之鍛鍊，即可獲得勁大力足的功效，故而有將肢體運動的「易筋」稱之為外壯和外功（泛指拳術練習和硬功練習之類）。因為筋與臟腑有密切關係的是肝和脾胃。

　　《素問‧痿論》曰：「肝主身之筋膜。」筋束骨，繫於關節，維持正常的屈伸運動，須賴肝血的濡養。肝血充足，則筋力勁強，關節屈伸有力而靈活；肝血虛衰則筋力疲憊，屈伸困難。肝體陰而用陽，故筋的功能與肝血的關係尤為密切。肝血充盛，使肢體的筋和筋膜得到充分的濡養，維持其堅韌剛強之性，肢體關節才能運動靈活，強健有力。若肝的陰血虧損，不能供給筋和筋膜以充足的營養，則筋的活動能力就會減退。

　　當年老體衰，肝血衰少時，筋膜緩其所養，故動作遲鈍，運動失靈。在病理情況下，許多筋的病變都與肝的功能有關。如肝血不足，血不養筋，則可出現肢體麻木、屈伸不利、筋脈拘急、手足震顫等症狀。若熱邪熾盛、燒灼肝之陰血，則可發生四肢抽搐、手足震顫、牙關緊閉、角弓反張等肝風內動之徵。

　　《素問‧經脈別論》中又曰：「食氣入胃，散精於肝，淫氣於筋。」人以穀為本，脾胃為水穀之海，氣血生化之源。脾胃健旺，化源充足，氣血充盈，則肝有所滋，筋有所養。所以，筋與脾胃也有密切關係。若脾被濕困，或脾胃虛弱，化源不足，筋失所養，可致肢體軟弱無力，甚則痿廢不用。

　　筋是靠五臟所養，「易筋」功夫僅能換勁，也即練於

四肢手足。內壯行功的洗髓之法方能練於五臟六腑。《素問·陰陽應象大論》中曰：「腎生骨髓，髓生肝。」筋靠肝血所養，而肝又靠髓生成，五臟六腑及氣、血、精、津、液、髓均是互生轉化的，所以，易筋與洗髓應是相輔相成同時並進的，易筋為短期性顯效，而洗髓是長期性方能有成，經由洗髓後自然能補充易筋之功效。武林界通常稱「易筋容易，洗髓難」，故世人多練外壯之易筋而少於練內壯之洗髓！

其實，易筋可有時間界限，而洗髓是長期性、永久性的。武林中的諸多拳種門派將此二者硬性地分作兩事，確為捨本逐末了。易筋經是有目的地借助於不同功法，對經絡、臟腑、筋骨等進行修練，筋、經互為表裏，而經又與五臟六腑相連，相互滋生作用於整體。

俯視天下武林各派的易筋經功理，均用動靜兩類練法組合而成。動態功法一般採用功力守恆原理，即運動時肢體始終保持一定的力量；靜態功法一般採用層層加力方式，即功架保持相對靜止狀，每呼吸一次加一次力，這種強刺激滿負荷的重複運動，能夠在潛意識裏留下永久性記憶，從而完成本能與潛能的轉換，最終會在適當的時候產生無意識釋放的奇妙效果。

但它們又各有側重，其用法得力有專求力的運用；有專求易筋的運用，即抻筋拔骨；有專求運動於血脈有專求於洗髓的運用，均是各為所需而設。

筆者認為，不管哪一種易筋經功法，即便是自成一派，只要堅持不懈的去鍛鍊，都能達到壯力強體、易筋換骨、祛病延年、永保青春活力的效應，而不必去追求什麼

正統、正宗的虛名假譽。我中華武學都是正宗，然而又都不是正宗，它們總是在相互影響，相互吸收，共同豐富和提高著中華武功。許多功法有相同的地方，「勢強不謀，勁歸如一」矣。

世事陳規少，誰言「一家獨尊」好？都莫爭，快罷了，中華武學大發展，責任一齊挑！

國家圖書館出版品預行編目資料

精功易筋經／蕭　宏　　高　翔　主編
　　　——初版，——臺北市，大展，2010〔民99.07〕
　　　面；21公分 ——（養生保健；42）
　　　ISBN　978－957－468－757－2（平裝）

1.氣功

413.94　　　　　　　　　　　　　　　　99008512

【版權所有・翻印必究】

精功易筋經

主　　編／蕭　宏　高　翔

責任編輯／朱　曉　峰

發 行 人／蔡　森　明

出 版 者／大展出版社有限公司

社　　址／台北市北投區（石牌）致遠一路2段12巷1號

電　　話／（02）28236031・28236033・28233123

傳　　眞／（02）28272069

郵政劃撥／01669551

網　　址／www.dah-jaan.com.tw

E - mail／service@dah-jaan.com.tw

登 記 證／局版臺業字第2171號

承 印 者／傳興印刷有限公司

裝　　訂／建鑫裝訂有限公司

排 版 者／弘益電腦排版有限公司

授 權 者／北京人民體育出版社

初版1刷／2010年（民99年）7月

定　　價／200元

●本書若有破損、缺頁請寄回本社更換●

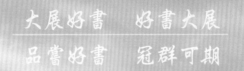

大展好書　好書大展

品嘗好書　冠群可期

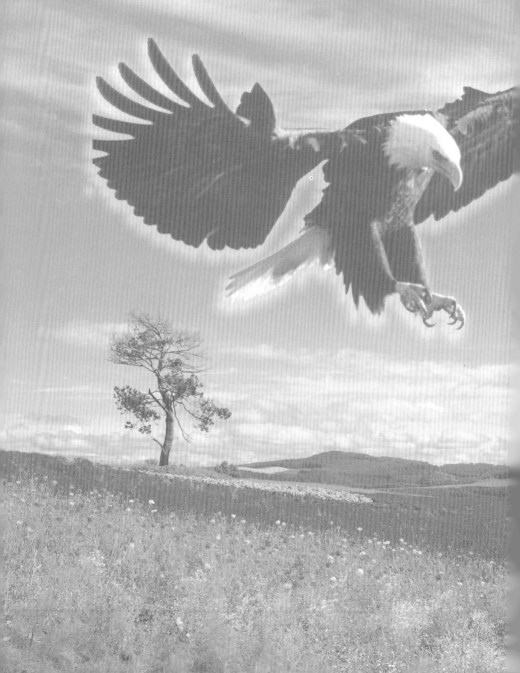

大展好書　好書大展
品嘗好書　冠群可期